Zimmermann

Aromapflege für Sie

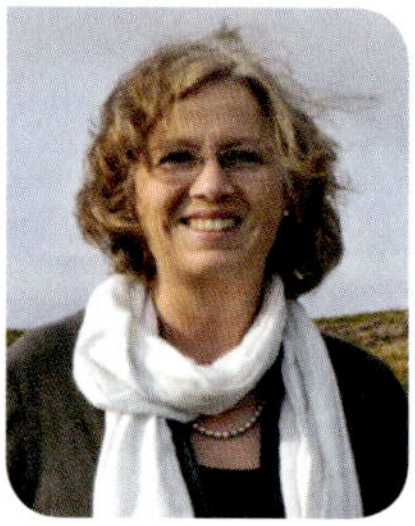

Eliane Zimmermann absolvierte ihre formale Ausbildung in Aromatherapie am Shirley Price College parallel zu einer Heilpraktiker-Ausbildung. Sie bietet seit 1992 Fortbildungskurse in deutschsprachigen Aromatherapie-Schulen an, seit 2001 auch in ihrer langjährigen Wahlheimat Irland. Dort in der subtropisch anmutenden Natur am Atlantik geht sie der Kultivierung von duftenden und essbaren Pflanzen genau so leidenschaftlich nach wie auch der »Jagd« nach wissenschaftlichen Studien mit ätherischen Ölen. Da sie sich regelmäßig mit Wissenschaftlern austauscht, ist sie von der klinisch orientierten Arbeit mit den pharmazeutisch wirksamen Duftmolekülen ganz besonders fasziniert. Sie hat über fünf Bücher sowie Fachbeiträge über ätherische Öle verfasst und steht mit ihrem ersten deutschsprachigen Blog über Aromatherapie www.aromapraxis.de sowie mit zwei anspruchsvollen Facebook-Gruppen eng mit den Menschen ihrer Zielgruppe in Verbindung.

Eliane Zimmermann

Aromapflege für Sie

Mit ätherischen Ölen begleiten, trösten und stärken

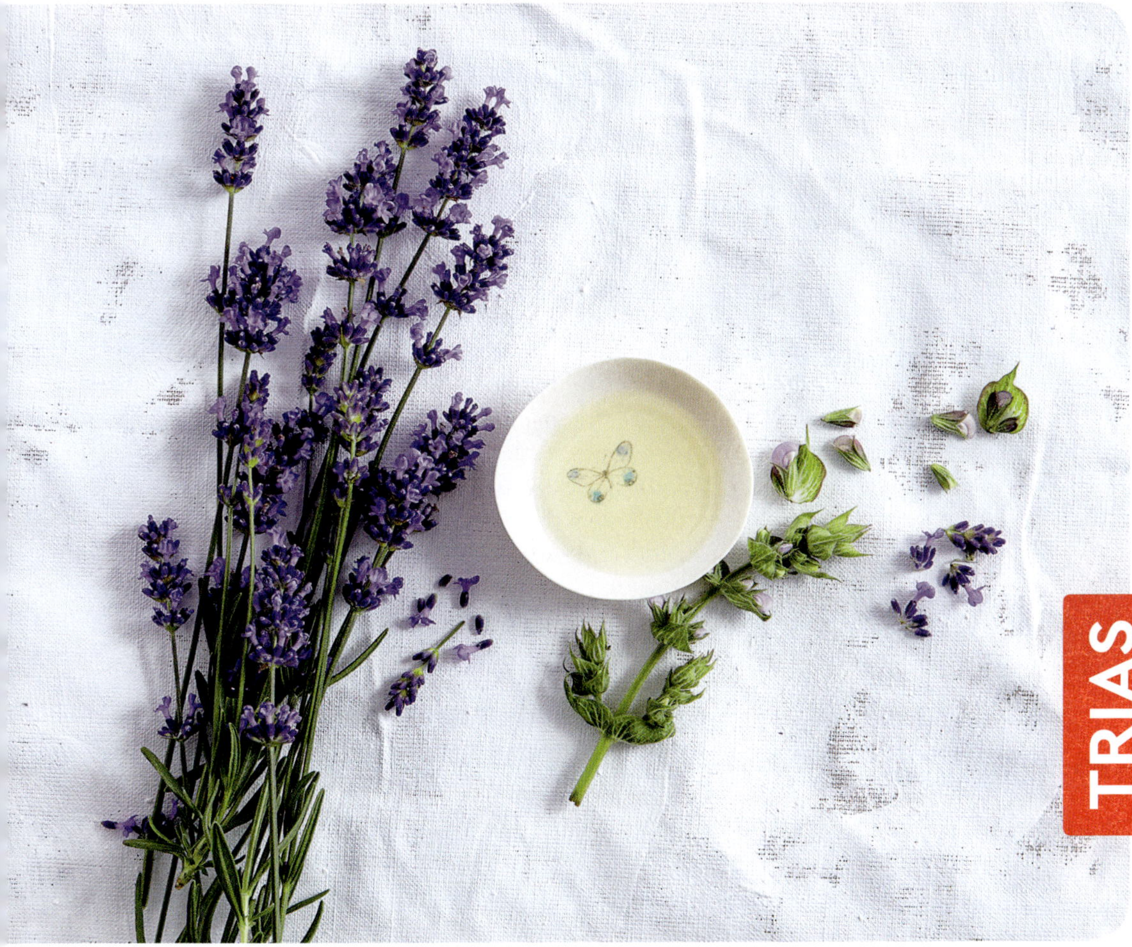

TRIAS

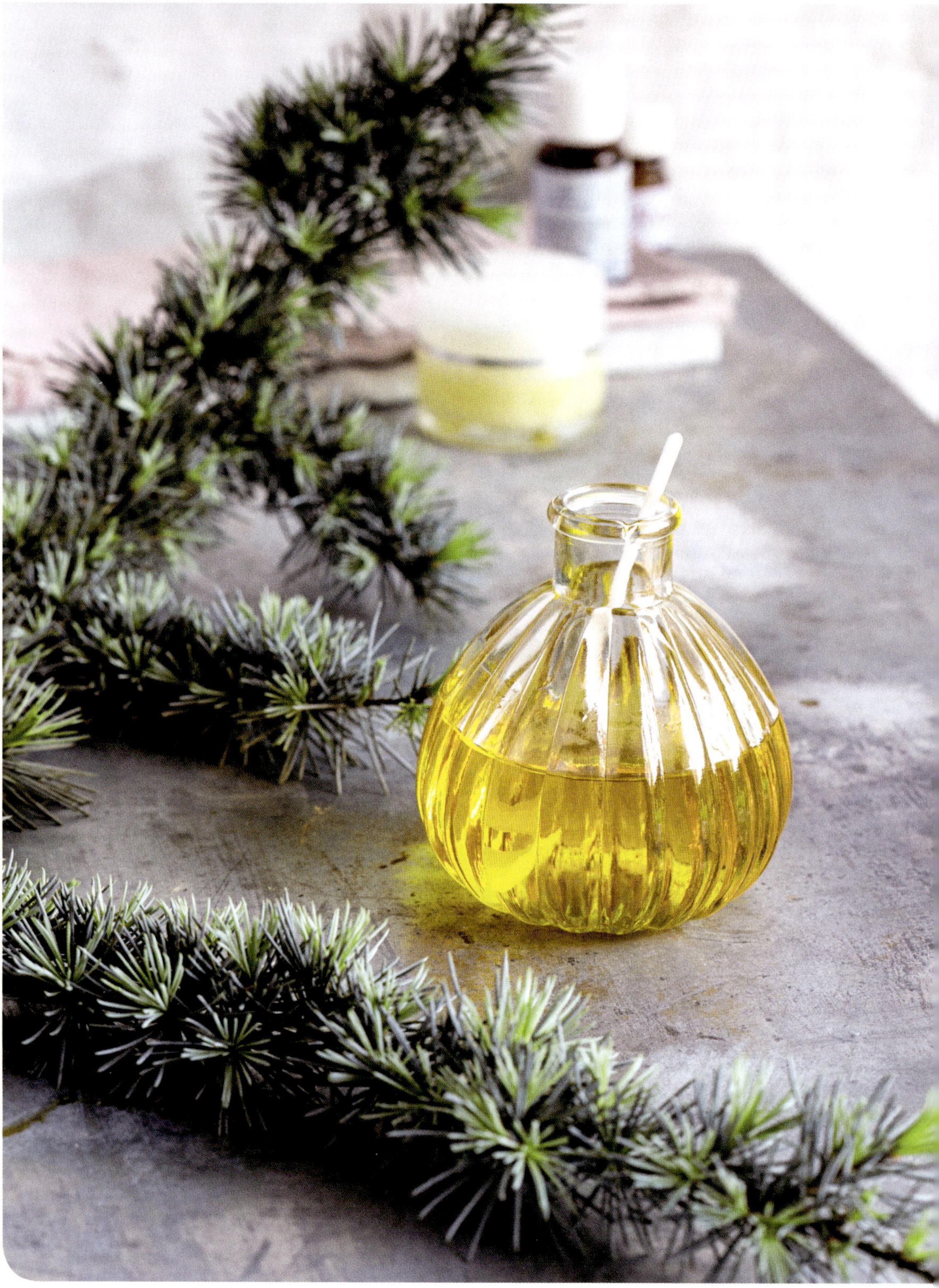

Exkurse

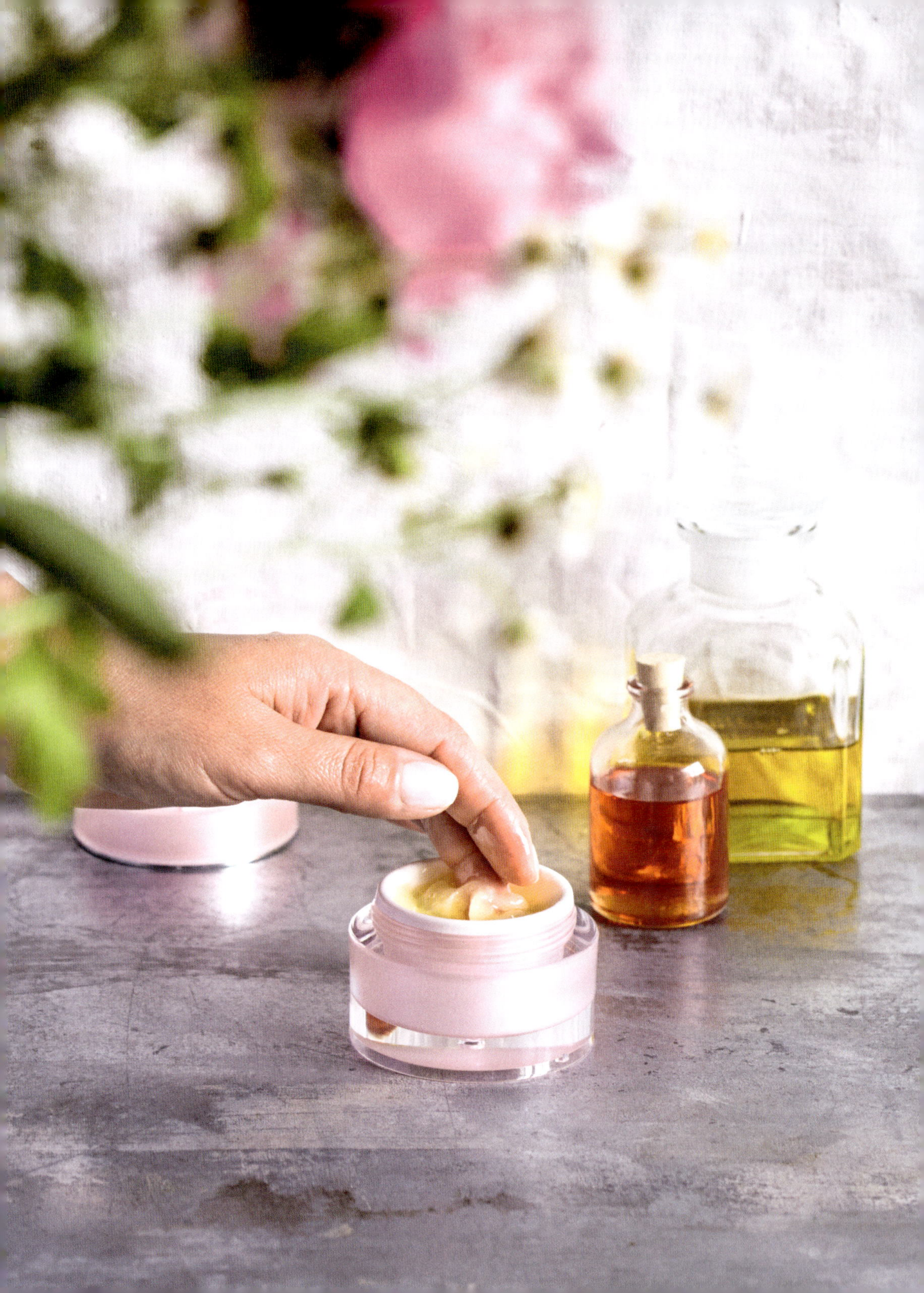

Aromapflege ist Lebensqualität

Nichts ist schlimmer, als hilflos zusehen zu müssen, wie jemand, dem man nahesteht, leiden muss. Ätherische Öle sind wundervolle Mittel, die beim Helfen helfen können.

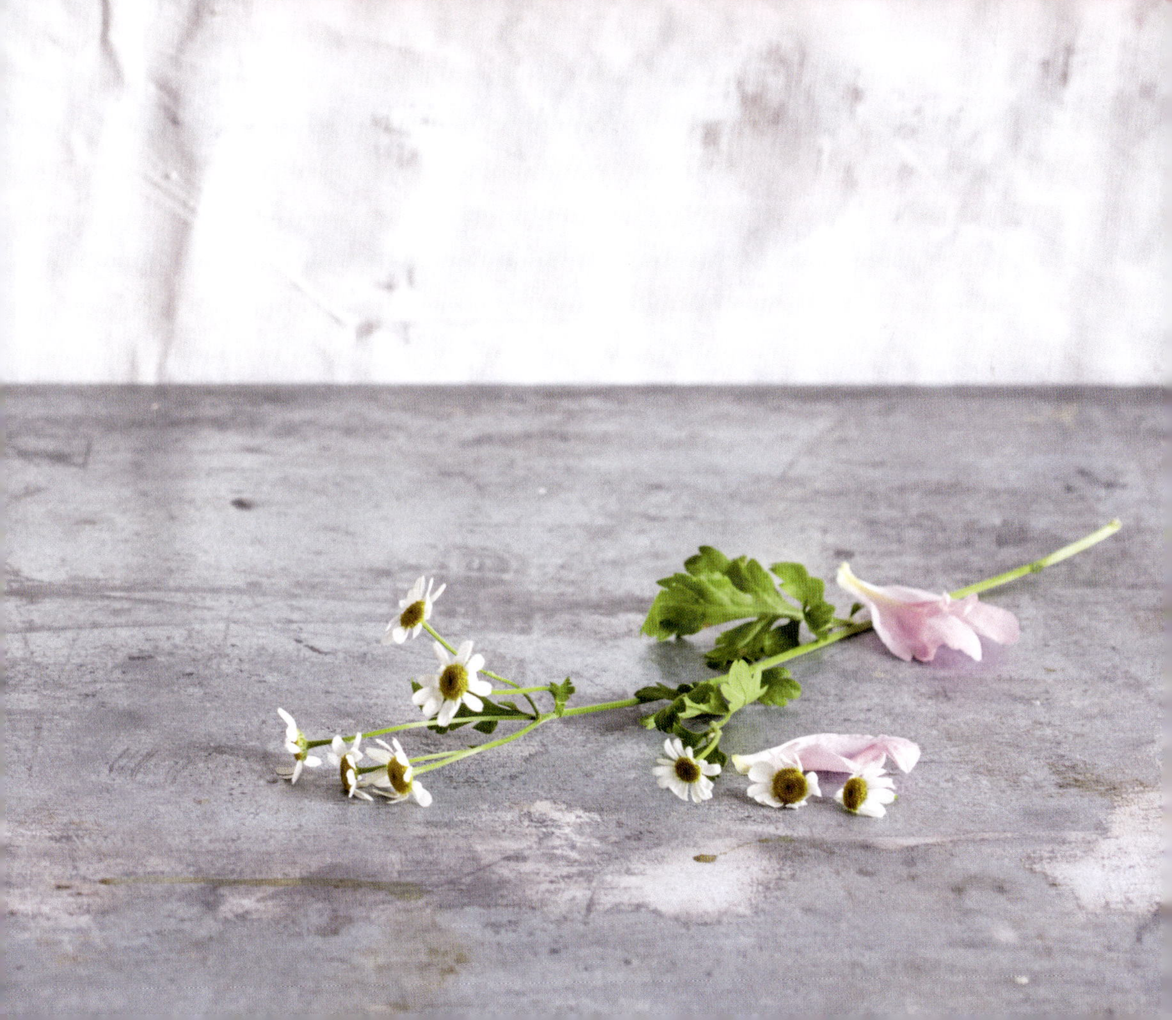

Naturdüfte begleiten durch schwere Zeiten

Angehörige möchten meistens etwas tun, wenn ein lieber Mensch schwer erkrankt ist. Man möchte gerne dem Erkrankten etwas Gutes zukommen lassen.

Aromapflege mit naturreinen ätherischen Ölen kann für beide Seiten, für den Erkrankten und den Pflegenden, eine wertvolle Unterstützung sein. Begleitend zur »schulmedizinischen« Behandlung können zahlreiche Rezepturen und Maßnahmen eingesetzt werden, um individuell etwas für den kranken Menschen zu tun.

»Aromapflege« – dieser Begriff hat sich in den deutschsprachigen Ländern seit bald drei Jahrzehnten etabliert und beschreibt pflegende Anwendungen mit ätherischen Ölen. Mit ätherischen Ölen wird nicht *therapiert*, sondern *begleitend* zur Arbeit von Ärzten und Heilpraktikern werden die Gesundheit gestärkt, der Heilungsprozess beschleunigt sowie Lebensqualität und Wohlbefinden verbessert, insbesondere wenn es sich um sehr einschränkende Zustände handelt. Zahlreiche Anwendungen und Mischungen, die immer wieder verblüffende Erfolge zeigten und die den Weg der Stärkung und Genesung überzeugend verbesserten, haben sich etabliert.

In Kursen rund um ätherische Öle und ebenso bei Anfragen stellen wir Aromapraktiker oft fest, dass sich eine überwiegende Anzahl der Anfragen um die Frage dreht, wie man bei diesen oder jenen Erkrankungen helfen kann. Es wird häufig geradezu verzweifelt nach Ölen, Mischungen und Maßnahmen gefragt, um einem Angehörigen eine schwere Zeit leichter zu gestalten. Anders als in der institutionellen Aromapflege, die sich erfreulicherweise gut etablieren konnte, wissen pflegende Angehörige noch viel zu wenig über einfache, jedoch hoch effektive Maßnahmen in diesem Bereich Bescheid.

Ätherische Öle können zwar keine »hoffnungslosen« Krankheiten heilen, sie können jedoch erfahrungsgemäß kleine Wunder vollbringen und – ganz wichtig – neue Hoffnung geben. Denn der Verlauf von sehr belastenden Zuständen wird durch den sorgfältigen Einsatz von ätherischen Ölen fast immer sehr positiv beeinflusst. Zudem vermag die Behandlung mit Naturdüften auch schwerst erkrankten Patienten ein Stück Würde zurückgeben.

Hilfreich sind Pflege und Begleitung, die nicht schmerzen, die vielmehr sogar guttun und den Weg zur Genesung womöglich sogar verkürzen! Pflege, die Körper und Seele gleichermaßen betreut, sollte das Selbstverständlichste der Welt sein. Doch in Zeiten von Sparzwang, Klinikbürokratie, Personalmangel und Unterbezahlung sind es oft die Angehörigen, die wichtige Aufgaben übernehmen müssen, wenn ihnen das Wohl ihrer Lieben am Herzen liegt. Wenn schwere Krankheiten mit einfachen (und vergleichsweise preiswerten) Mitteln gelindert werden können, warum wird es dann nicht viel öfter getan? Ob parallel zur klinischen Behandlung oder am Krankenlager zu Hause: Sorgfältig ausgewählte ätherische Öle sind eine wertvolle Begleitung – sowohl vom medizinischen als auch vom menschlichen Aspekt.

Mit den richtigen Düften und den entsprechenden bewährten Rezepturen können wir für unsere Angehörigen da sein, wenn sie uns wirklich brauchen. Wir können sie also auch (und gerade) bei schweren Krankheiten bei ihrem Weg zur Heilung, oder wenigstens bei ihrer Stabilisierung, unterstützen.

Nicht nur Nasen riechen

In Deutschland konnte in den vergangenen Jahren nachgewiesen werden, dass nicht nur die Nase bzw. Riechzellen in der Riechschleimhaut riechen können, sondern dass unterschiedliche menschliche Zellen auf Reize von Riechmolekülen reagieren, beispielsweise Herz-, Haut- und Blutzellen. Prostatakrebszellen und die Pigmentzellen, die uns braun werden lassen, reagieren auf den Veilchenduftstoff β-Jonon mit einer Hemmung des Zellwachstums, Leberkrebszellen reduzieren ihr Wachstum, wenn sie mit einem Riechstoff in Kontakt kommen: Es handelt sich um den Zitroneneukalyptus-Duftstoff Citronellal. Bestimmte Darmzellen sondern das »Happy-Hormon« Serotonin ab, wenn sie mit Riechstoffen, wie sie in Gewürzen vorkommen, konfrontiert werden.

Auf molekularer Ebene ähneln manche Bestandteile von ätherischen Ölen einigen Neuropeptiden (Botenstoffen) in unserem Gehirn. Abkömmlinge dieser Bausteine wie Vanillin und Anthranilat werden also von uns Menschen produziert und sind im Gehirnstoffwechsel an der Herstellung von stimmungsbestimmenden Stoffen wie Serotonin und Dopamin beteiligt. Insbesondere »Stinkstoffe« wie Indol und auch Skatol, die in fast allen Blütenabsolues vorkommen, sind bei diesen Auf- und Abbauprozessen von Nervenbotenstoffen beteiligt.

Power durch Synergie

Der menschliche Körper ist seit Urzeiten mit pflanzlichen Riechstoffen vertraut. Es sieht so aus, als brauchte er sie sogar: Vor der Einführung von aufgedruckten Haltbarkeitsdaten musste der Mensch an seiner Nahrung riechen, sie sozusagen erschnüffeln und entscheiden, ob sie noch genießbar oder eventuell bereits verdorben ist. Auch die aktuell benötigten Vitalstoffe kann der Mensch »erriechen«, er kann bei Gefallen eines Nahrungsgeruches Heißhunger auf etwas Bestimmtes entwickeln. Vermutlich fehlen in diesem Moment darin enthaltene Nährstoffe. Heute weiß man, dass etliche Duftmoleküle aus der Natur, beispielsweise einige Monoterpene wie d-Limonen, das reichlich in Orangen- und Grapefruitöl und in Spuren in fast allen ätherischen Ölen enthalten ist, zur Ausschaltung von mutierten Zellen, zur besseren Verwertung von Kalzium, also zur Osteoporoseprophylaxe, sowie zur Regulierung des Cholesterinspiegels und vielem mehr benötigt wird.

Was ist ein Absolue?

Blüten kann man oft nicht destillieren: Ihr Duft wird dann mit Hilfe von flüchtigen Lösungsmitteln gewonnen. Darum nennen wir das Ergebnis nicht »ätherisches Öl«, sondern »Absolue«. Absolues eignen sich hervorragend für die praktischen Inhalierstifte, sodass mehrmals täglich an diesem Duft – oder Mischungen damit – geschnuppert werden kann.

In ätherischen Ölen können öfters kleine Mengen an nicht ganz so verträglichen Molekülen enthalten sein. Diese schaden uns Menschen jedoch in der Regel nicht, da einerseits im selben Öl sehr verträgliche Moleküle die »schädliche« Wirkung relativieren und andererseits unsere eigenen Enzyme viele natürliche »Gifte« unschädlich machen können. Seien Sie gewiss, jedes ätherische Öl ist in vernünftiger Menge völlig ungefährlich.

Vernetzte und gemeinsam agierende unterschiedliche Wirkstoffe können sogar sehr gut von uns Menschen verarbeitet und genutzt werden (»network pharmacology«). Denn eher schwach wirksame Pflanzenmoleküle können stärker wirksame Moleküle aktivieren. So können Vielstoffgemische effektiver wirken als manche Monosubstanzen, auch weil sie unterschiedliche (Wirkstoff-)Ziele in der

Zelle ansteuern. Die moderne Pharmazie und Medizin bevorzugen dennoch Mono-Wirkstoff-Zubereitungen.

Stark antibiotisch wirkende Inhaltsstoffe in ätherischen Ölen können aufgrund ihres Molekülaufbaus die (feindliche) Zellmembran von Bakterien nicht gut durchdringen. Dagegen können andere Riechmoleküle, die sich im selben ätherischen Öl befinden, aufgrund ihres abweichenden Molekülaufbaus die (feindliche) Zellmembran viel leichter durchdringen und den »starken Kollegen« sozusagen den Weg ebnen. Phenolische Verbindungen (in Thymian, Oregano, Bohnenkraut, Zimtrinde, Gewürznelke etc.) sind also auf ihre »schwächeren Mitspieler« wie Linalool, Geraniol und p-Cymen (in Lavendel, Rosengeranie, Thymian) angewiesen, um ihre Wirksamkeit entfalten zu können und um unsere Gesundheit wirksam zu schützen.

»In einem Vielstoffgemisch liegt ein Zusammenspiel der verschiedenen Komponenten vor. Wenn zugleich unterschiedliche Keime und gleichzeitig ihre unterschiedlichen ›Organe‹ angegriffen werden, kann der antimikrobielle Effekt größer sein, als wenn nur ein einzelnes Ziel bekämpft wird« – so beschreibt Professor Dr. Wink von der Universität Heidelberg den Wirkmechanismus. Entgegen dem aktuellen pharmakologischen Trend des Einsatzes von Monosubstanz-Präparaten könnte die alte Weisheit stimmen, dass die Summe einzelner Bestandteile von Heilpflanzen und ätherischen Ölen mehr bewirkt als ein Einzelstoff. Somit können sowohl der Einsatz eines einzigen ätherischen Öles als auch die vorgeschlagenen Mischungen starke Helfer dabei sein, unterschiedliche Infektionen wirksam abzuwehren.

Öle als Brücke zwischen Menschen

Angst ist meistens das vordergründige Gefühl, wenn eine Krankheitsdiagnose wie ein Damoklesschwert über einem Menschen schwebt. Behandlungsvorschläge, Verhaltensvorschriften und Krankenhausaufenthalte machen Angst. Hoffnungen schwinden, Zukunftspläne schrumpfen, die Angst wird übermächtig.

Das fiese Wörtchen »Angst« kommt aus dem Lateinischen (»angustus«) und bedeutet Enge. Ja, der Mensch wird klein, hilflos, winzig und eng, gerade wenn er sich einem Medizinsystem, das ihm völlig fremd ist, ergeben muss. Erst hat ihn der Körper im Stich gelassen, ihm diese oder jene Krankheit beschert. Dann muss dieser Körper Therapien über sich ergehen lassen, Zwängen gehorchen, sich nach Regeln richten, die selten mit eigenen Bedürfnissen übereinstimmen. Um die erschütterte Seele kümmert sich im Krankenhaus oder Pflegeheim in der Regel kaum jemand. Am ehesten geschieht dies in einem gut geführten Hospiz. Doch beim Einzug in diese Institution ist oft bereits der letzte Weg eingeschlagen. Doch Aromatherapie sollte nicht nur bei Patienten im Endstadium eingesetzt werden. Auch im Krankenhaus, Pflegeheim oder in der häuslichen Pflege leisten die Öle gute Dienste.

Aktiv statt hilflos

An dieser Stelle können ätherische Öle viele Lücken füllen. Mit ätherischen Ölen und Hydrolaten, die in zahlreichen Experimenten ihre angstlindernde Wirkung zeigen konnten, kommt ein Stückchen Autonomie und Weite ins Leben zurück. Vieles, was aus den Fugen geraten ist, kann durch einen vertrauten Naturduft wieder ein Minimum an Normalität zurückbekommen. Inmitten von Desinfektionsmitteln, Medikamentengerüchen und fremden Ausdünstungen eine Prise Eukalyptusduft, süß-sommerlichen Lavendelduft oder erfrischenden Zitronenduft um sich zu haben, kann so befreiend wirken!

Eine vertraute Riechumgebung kann in einem Krankenhausbett wie eine rettende Insel wirken. Das kann mithilfe eines Taschentuches erfolgen, auf dem sich etwa eine Duftmischung befindet, die an normale Tage und glückliche Spaziergänge erinnert, vielleicht mit Fichtennadelöl und Mandarinenduft. Der stabilisierende und erdende Geruch der Atlaszeder wirkt beschützend wie ein Holzhäuschen aus Kindertagen. Anis erinnert vielleicht an sorglose Urlaubsstunden mit dem entspannenden Glas Ouzo in der Hand. Der betörende Duft der Südsee in Form von Ylang-Ylang und Limette entführt in erlebte oder erträumte Fernen.

Auch mit einem einfachen Inhalierstift, der mit entsprechenden olfaktorischen Erinnerungen gefüllt ist, kann etwas aktiv gegen die Hilflosigkeit und gegen das Ausgeliefertsein unternommen werden. Wenn der Patient seine Duftvorlieben nicht mehr (oder noch nicht) ausdrücken kann, lassen sich vielleicht Angehörige finden, die einem Tipps geben, wie man dem Riechgedächtnis der betreffenden Person am besten auf die Sprünge helfen kann. Im Notfall kann sogar das Lieblingsparfum zur Hilfe geholt werden. Menschen in den Fängen der Demenz oder im Koma können durch den »richtigen« Duft oft noch angesprochen werden, auch wenn die kognitiven Teile des Gehirns bereits ausgeschaltet sind.

Einsatz in der Pflege

Ätherische Öle können die seelische Seite des Patienten stabilisieren. Etliche Pflegebereiche sind geradezu prädestiniert für den Einsatz ätherischer Öle.

Ätherische Öle können in vielfacher Weise begleitend in der Pflege eingesetzt werden. Das können eher unscheinbare Maßnahmen sein, um Venen besser sichtbar zu machen, wie in einer wissenschaftlichen Arbeit mit Pfefferöl gezeigt werden konnte. Menschen, die aus neurologischen oder Altersgründen wacklig auf den Beinen und darum sehr sturzgefährdet sind, kann ein behutsamer Einsatz von Pfefferminzöl helfen, die Koordination der inneren Befehlszentrale und der Muskeln zu verbessern. So können Brüche mit den daraus folgenden Beschwerden vermieden werden, wie eine japanische Wissenschaftlerin sehr eindrucksvoll zeigen konnte. Im Bereich der Betreuung von schwer kranken Kindern wies ein südafrikanisches Pflegeteam nach, dass individuelle Anwendungen mit ätherischen Ölen die Atem- und Herzschlagfrequenz sinken ließen, was besseren Schlaf und damit bessere Heilungschancen bedeuten kann.

Auch Menschen, die regelmäßig zur Nierendialyse müssen, profitieren von Naturdüften, denn Rosenhydrolat konnte laut einer iranischen Arbeit ihre Ängste deutlich reduzieren. Wer während der »ewig« dauernden Blutwäschesitzungen an »restless legs« leidet, den furchtbar unruhigen und zappelnden Beinen, wird durch Lavendelölstreichungen eine deutliche Verbesserung verspüren, wie eine andere Gruppe iranischer Wissenschaftlern zeigen konnte.

Ältere Personen, die aufgrund einer demenziellen Erkrankung ängstlich, unruhig und sogar aggressiv sind, können mit Lavendel- und Melissenöl beruhigt werden. Salbeiöl schafft es in einigen Fällen vielleicht sogar, die intellektuelle Leistung wieder ein klein wenig anzukurbeln. Es gibt inzwischen mehr als ein Dutzend vielversprechende Arbeiten zur antidemenziellen Wirkung von ätherischen Ölen. Diese unterstützen als Signalstoffe das Zusammenspiel unserer körpereigenen Botenstoffe. Hautprobleme aufgrund von Nebenwirkungen heftiger Medikamente, wie Ekzeme, gnadenloser Juckreiz und auch diverse Hautinfektionen, können hervorragend mit ätherischen Ölen und Hydrolaten behandelt werden. Wie die Praxis in vielen Kliniken in den letzten mehr als zwei Jahrzehnten zeigen konnte, wirken ätherische Öle oftmals dort, wo kein Antibiotikum mehr greift, auch in Fällen, in denen beispielsweise juckreizlindernde herkömmliche Salben keine Linderung mehr bringen.

Viele chronische Erkrankungen sind aufgrund der mangelnden Bewegung und verringerten Atmung der betroffenen Menschen von gefährlichen Atemwegsproblemen begleitet. Das Schatzkästchen der Aromatherapeuten beherbergt meistens zahlreiche ätherische Öle, die gut helfen können, beispielsweise Myrte, Ravintsara, Cajeput und Eukalyptus. Sie lösen nicht nur zähen Schleim und unterstützen somit das Abhusten, sondern lindern auch Entzündungen und halten Keime, die zu Lungenentzündungen führen können, in Schach.

Durch Bettlägerigkeit wird auch oft der Darm träge oder der Patient neigt zu schmerzhaften Blähungen. Kümmel-, Koriander- und Fenchelöl sind bewährte Begleiter, die diese unnötigen Beschwerden beheben können.

Bewährte Anwendungen

Ätherische Öle lassen sich in fast allen Pflegebereichen begleitend einsetzen, ob dies zu Hause durch Angehörige erfolgt oder im professionellen Umfeld einer Pflegeinstitution. Wenn Menschen gewaschen und gepflegt werden, können Naturdüfte Keimattacken mindern und vertrautere Geruchswelten zaubern. Mit praktischen Step-by-Step-Anleitungen zeige ich Ihnen, wie einfach Sie die Produkte selber herstellen können.

Waschungen und Bäder

Schwer kranke Menschen müssen täglich gewaschen werden, wenn möglich wird danach die oft angegriffene Haut mit Ölen gepflegt. Verwenden Sie keine billigen und ewig haltbaren Mineralöle. Fast 90 Prozent aller Pflege- und Kosmetikprodukte bestehen aus Mineralölen. Sie kosten nur einen Bruchteil von Naturölen, da sie »Abfallprodukte« der Petroleum/Benzin-Industrie sind und halten viele Jahre. Naturölprodukte halten meist maximal ein Jahr.

Physiologische Prozesse im Gewebe können mit Hydrolaten, pflanzlichen und fetten Ölen sowie ätherischen Ölen unterstützt werden. An Badezusätzen (Seite 18) im Wasch- oder Badewasser erfreuen die zahlreichen positiven Nebenwirkungen: Es duftet fein, die gedrückte Stimmung kann verfliegen, Verkrampfungen werden gelockert, Bakterien verscheucht und nicht zuletzt ein Stück Muße und Genuss ins eintönige Patientendasein gebracht.

Vorbeugende Hautpflege

Mit natürlichem Puder aus feinstpulverisiertem Reis und etwas ätherischem Öl können dauerfeuchte Hautpartien etwas trockener bleiben. Feine Ölmischungen (Gele, Seite 19, Schüttellotion, Seite 20) beugen Wundliegen (Dekubitus) und nässenden Entzündungen an schwitzenden Hautstellen, wo Haut an Haut reibt, wie bei Bauch- und Brustfalten, vor (Intertrigo). Die aus Lavendel, Palmarosa und Koriandersamen gewonnenen ätherischen Öle sind in diesem Anwendungsbereich sehr beliebt.

Trockene, jedoch noch gesunde Haut freut sich über das Einsprühen mit einem feinen Hydrolat (gewonnen aus Rose, Orangenblüte, Melisse, Lavendel) und anschließendem hauchfeinem Einölen mit einem nährenden Pflanzenöl wie Mandel-, Oliven- oder Macadamianussöl.
Zu Ekzemen neigende Haut wird durch Omega-3-Öle wie Hanf-, Nachtkerzen- oder Borretschsamenöl gestärkt. Sesamöl wirkt wärmend, Kokosfett wirkt kühlend. Individuelle Bedürfnisse können beim Einsatz der Öle gut berücksichtig werden.

Wohltuende Massage

Im Hospiz und in der privaten Pflege ist auch Zeit für wohltuende Streichungen oder gar sanfte Massagen mit diesen Ölen vorhanden. Besonders wichtig: Je kränker der Mensch, desto mehr muss darauf geachtet werden, dass nur Körperpartien massiert werden, die nicht erkrankt sind und die nicht schmerzen. Manchmal eignen sich nur Füße und/oder Hände für diese Wohlfühlmaßnahmen, die dann umso dankbarer angenommen werden. Wenn jemand im tiefen Koma liegt oder sich bereits im Sterbeprozess befindet, ist es eher sinnvoll, ganz nah am Rumpf zu berühren, die Extremitäten werden vermutlich nicht mehr besonders gut wahrgenommen. Man ölt dann die eigene Hand etwas ein und legt sie einfach auf die Schulter oder den oberen Brustbereich. Überprüfen Sie anhand von eventuellen Reaktionen, beispielsweise der Augäpfel oder der Atmung, ob Sie das Richtige tun, also ob keine Abneigung oder gar Abwehr zu erkennen ist.

Salben

Im privaten Bereich sind schnell hergestellte Salben (Seite 21) aus ⅔ Sheabutter und ⅓ eines guten fetten Pflanzenöles (beispielsweise Mandelöl,

Aprikosenkernöl, Jojobaöl) ideal für Pflegemaßnahmen, da sie nicht tropfen und leichter als flüssiges Öl dosiert werden können. Die Salbengrundlage kann in größeren Mengen vorbereitet werden, sie hält circa ein Jahr. Je nach Bedarf wird ein Teil davon mit Ölen angereichert und so zu einer wirkungsvollen Salbe, z.B.

- mit Benzoe und Lavendel zu einer pflegenden Nasensalbe
- mit je etwas Mandarine und Vanille zu einem Lippenpflegebalsam
- mit Thymian und Eukalyptus zu einer hustenstillenden Brustsalbe
- mit Pfefferminze und Speiklavendel zu einem Juckreiz-Stopper
- mit Rosengeranie und Teebaum zu einer pilzhemmenden Heilpflege

Für den stationären Bereich gibt es auf dem deutschsprachigen Markt inzwischen etliche Anbieter für naturreine Balsame mit und ohne ätherische Öle.

Mundpflege

Bei der Betreuung auf der Intensivstation, bei zahlreichen Erkrankungen wie Tumoren und vor allem am Ende des Lebens ist eine wohltuende Reinigung und Erfrischung des Mundbereichs extrem wichtig. Angehörige können mit Birkenzucker (Xylit) gesüßte Kräutertees zum Trinken, Gurgeln oder vorsichtigen Auswischen einsetzen. Gelegentlich ist diese extrem lindernde, befeuchtende, kühlende und antikariös wirksame Maßnahme auch im klinischen Bereich erlaubt. Butter oder ein fein schmeckendes Haselnussöl, angereichert mit einem Hauch ätherischer Zitrusöle, können die zarte Schleimhaut nähren und pflegen und notfalls hinuntergeschluckt werden.

Mundpflege mit einprozentigem Pfefferminzöl verbessert den Schluckreflex, sodass die danach erfolgende Nahrungsaufnahme sicherer vonstattengehen kann. Mit diesen mentholigen Anwendungen reduziert sich laut japanischen Studien die Anzahl der durch Verschlucken verursachten Lungenentzündungen. Das verdünnte Öl wird auf ein Wattestäbchen gegeben und die Innenseiten der Wangen, das Zahnfleisch und wenn möglich auch der vordere Bereich der Zunge werden damit gereinigt. Wenn die erkrankte Person noch eigenständig gurgeln kann, kann ihr ein Glas lauwarmes Wasser mit zwei Esslöffeln Pfefferminzhydrolat gegeben werden.

Wickel und Kompressen

Bei Blasenentzündungen, Kreuzschmerzen, Blähungen oder (Schulter-)Verspannungen können unterschiedliche Auflagen (Anleitung Wickel und Kompressen, Seite 22) von warmen und/oder feuchten Tüchern, die mit Hydrolaten und ätherischen Ölen benetzt sind, stark lindernd wirken. Auch Menstruationskrämpfe lassen sich mit Wärme und entkrampfend wirkenden ätherischen Ölen stark reduzieren: Majoran, Ylang-Ylang, Neroli, römische Kamille.

Bei Fieber werden zur Fiebersenkung Wadenwickel mit nur wenig unter der aktuellen Körpertemperatur liegenden Tüchern gemacht. Zitronenöl, Zitronensaft, Pfefferminztee und Rosenhydrolat können ins lauwarme Wasser für die Wickel gegeben werden.

Vernebler und Raumsprays

Auch wenn es eine uralte Reaktion ist: Der moderne Mensch assoziiert Gesundheit mit frischen, sauber wirkenden Düften und Krankheit mit Mief und Gestank. Denn unsere Nase hatte einst die Aufgabe, uns vor vergammelten Lebensmitteln und vor verwesenden organischen Organismen zu schützen. Ekel ist eine Basisemotion, die wir nicht verhindern können. Allerdings kann es im Pflegebereich, egal ob privat oder institutionell, langfristig zu krankmachenden Stresssymptomen kommen, wenn nicht bewusst mit aufsteigenden und unterdrückten Ekelgefühlen umgegangen wird.

Ätherische Öle können in Form von im Krankenzimmer aufgestellten elektrischen Verneblern oder einfach herzustellenden Raumsprays (Seite 23) auf beiden Seiten Erleichterung bringen: Der kranke Mensch kann sich mit seinen Ausdünstungen besser ertragen und braucht sich nicht mehr so sehr vor Besuchern und Pflegenden zu genieren. Pflegende können im schlimmsten Fall Atemmasken tragen, die mit frischen ätherischen Ölen wie Zirbelkiefer oder Limette beduftet sind. Das Aufstellen einer oder mehrerer Schalen mit Kaffeebohnen und/oder Natriumbikarbonatpulver, die Gerüche etwas neutralisieren können, kann bei stark riechenden Tumoren und Ausscheidungen ein wenig zur Luftverbesserung beitragen.

Besonders praktisch sind individuell abgestimmte Raumsprays: Einfach Wodka oder Korn in eine Sprühflasche (50 ml) geben und bis zu 30 Tropfen der Lieblingsdüfte der kranken Person geben. In der Regel setzt man leichte und frische Düfte ein, beispielsweise je sieben bis acht Tropfen von drei Zitrusölen, dazu einige Tropfen eines Nadelöles oder der rosig duftenden Rosengeranie. Je nach Geruchsaufkommen können dann regelmäßig einige Sprühstöße in den Raum gegeben werden. Oder man besprüht ein altes Handtuch, ein Geschirrtuch oder eine Stoffwindel satt mit dem Duftmix und hängt sie an einer Stelle im Zimmer auf.

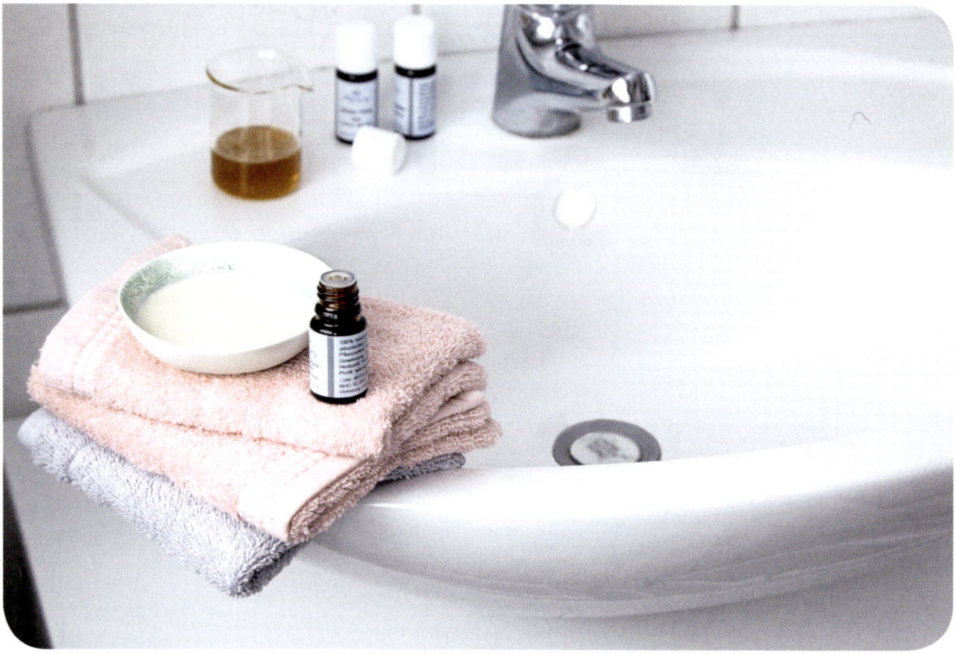

Badezusatz

● Füllen Sie zwei Esslöffel Sahne, Hafersahne oder recht flüssigen Honig in eine Tasse oder in einen großen Eierbecher.

● Geben Sie die ätherischen Öle gemäß Rezeptur in diese Träger- und Dispergierungs-Substanz. Ätherische Öle lösen sich in Sahne oder Honig in allerfeinste Tröpfchen auf, sodass sie nicht wie Fettaugen auf dem Bade- oder Waschwasser schwimmen. So verkleinert reizen sie nicht die empfindlichen Schleimhäute.

● Diese Mischung langsam in das bereits eingelaufene Wasser geben und sanft umrühren. Unter dem laufenden Wasserstrahl würden sich die ätherischen Öle zu schnell verflüchtigen.

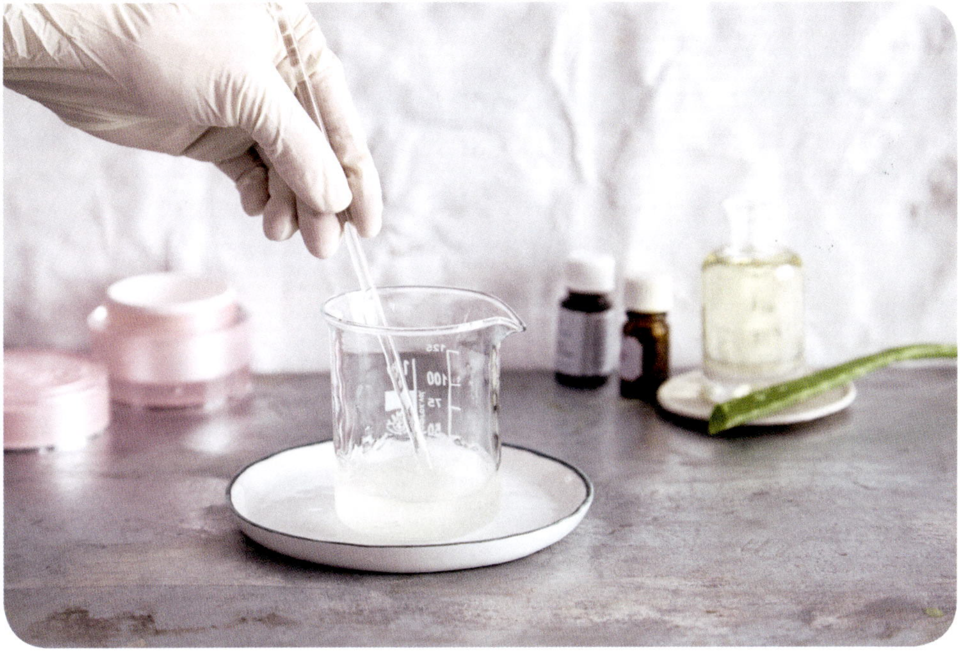

Gel

- Füllen Sie ein hochwertiges Aloe-vera-Gel (ohne Carbomere, die zum Andicken verwendet werden) in ein sehr sauberes Creme-oder Salbendöschen. Idealerweise Einmal-Handschuhe anziehen und das Produkt nicht anhusten oder nicht hineinatmen, es ist sehr empfindlich gegen Verkeimung.

- Geben Sie je nach Rezeptur die ätherischen Öle dazu und rühren Sie sorgfältig um, ohne zu viel Sauerstoff unterzurühren.

- Bei sehr trockener Haut kann ein kleiner Anteil (circa 3–5 % Prozent) eines fetten Öles hinzugefügt werden. Gut einarbeiten.

- Auf die betroffenen Stellen auftragen, als Infektionsschutz-Gel die Hände mit der entsprechenden Rezeptur rundherum dünn einreiben.

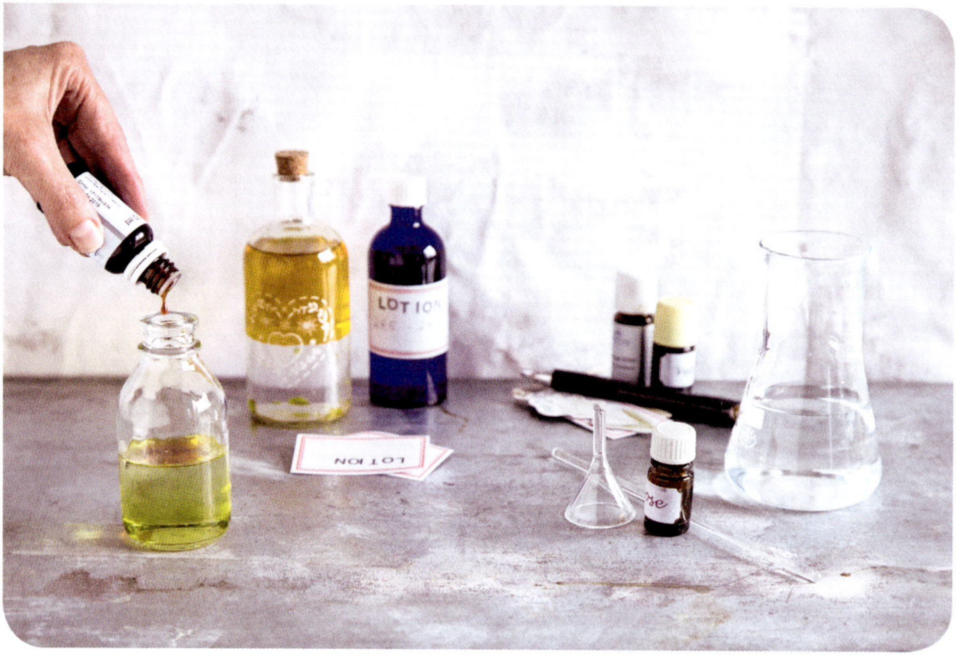

Schüttellotion

● Geben Sie fettes und ätherisches Öl in eine saubere Braunglasflasche, per Augenmaß die Hälfte der Flasche füllen. Schöner sieht eine transparente Glasflasche aus. Dieses Produkt muss dann jedoch schneller aufgebraucht werden. Für schöne Farbgebung einige Tropfen Sanddornfruchtfleischöl hinzugeben. Alles vorsichtig miteinander verrühren.

● Füllen Sie die gleiche Menge Hydrolat auf, etwas mehr als den Flaschenhals Platz lassen. Schreiben Sie auf ein Etikett das Herstellungsdatum (Haltbarkeit circa 8–12 Wochen, je nach ätherischem Öl und Hydrolat).

● Gut schütteln und zügig auf das Gesicht oder andere Körperpartien auftragen. In wenigen Sekunden ist die Lotion wieder getrennt. Vor jedem Auftragen kräftig schütteln. Auf ein Wattepad aufgetragen eignet sich die Schüttellotion gut, um damit Make-up zu entfernen. Auch die Umgebung von Wunden kann damit sanft gereinigt und gepflegt werden.

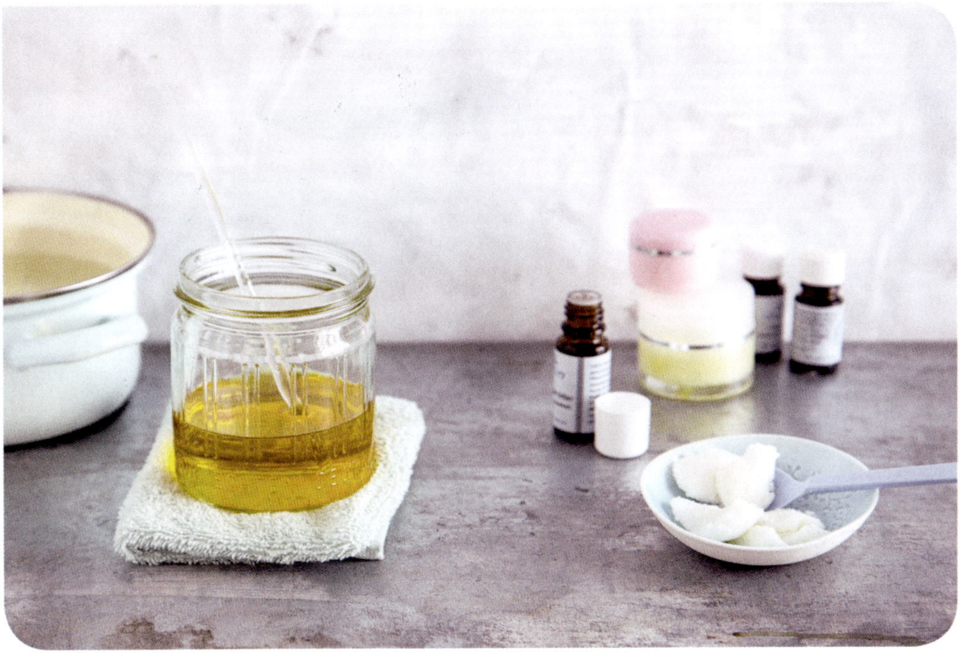

Salbe

- Lassen Sie die Sheabutter in einem sehr sauberen Marmeladenglas im Wasserbad unter geringer Hitze sehr langsam im Öl schmelzen (in einem feuerfesten Glasbecher auf Herdplatte oder Gasflamme). Etwas mehr als Körpertemperatur ist völlig ausreichend: Im Winter kann die Sheabutter auf einem Heizkörper geschmolzen werden, ein kerzenbetriebenes Stövchen oder ein Babyfläschchenwärmer funktioniert ebenfalls.

- Rühren Sie vorsichtig um. Sobald die Sheabutter nicht mehr sichtbar ist, nehmen Sie das Glas von der Hitzequelle. Gelegentlich rühren.
- Wenn die Mischung leicht zähflüssig ist (je nach Öl bereits nach wenigen Minuten), die ätherischen Öle gemäß Rezept, ohne zu viel Luft einzuarbeiten, unterrühren und in ein gläsernes Salben oder Cremegefäß geben.
- Je nach Anwendungsbereich tragen Sie das Produkt unter die Nase, auf Brust und Rücken, auf die Füße oder auf wunde Haut auf. Idealerweise sollte die Haut feucht sein, also nach dem Waschen oder Duschen oder nach dem Aufsprühen eines Hydrolats.

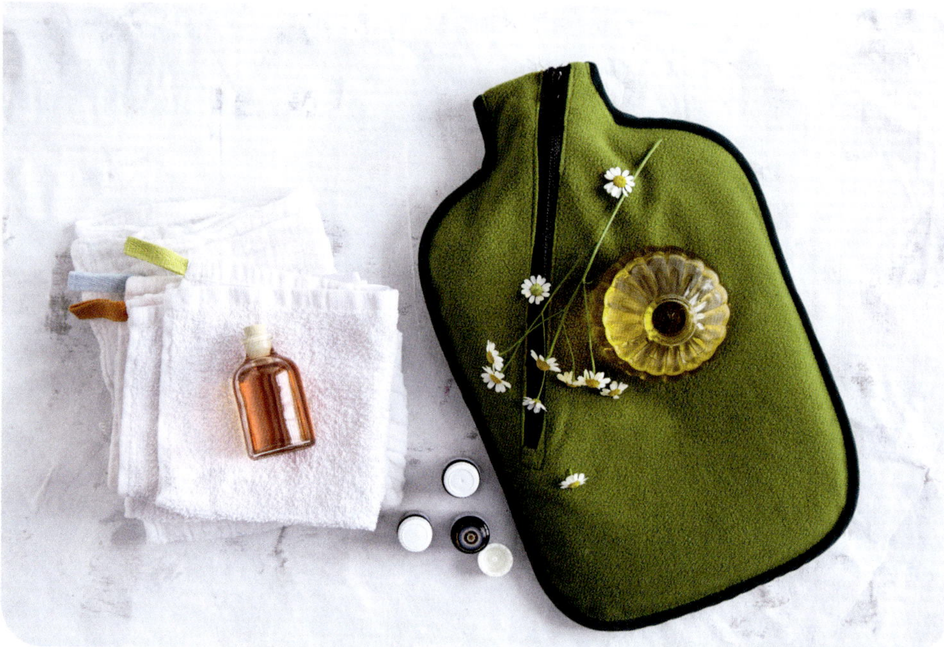

Wickel und Kompressen

- Am einfachsten ist es, ein wenig Öl in die Handfläche zu geben, je nach Rezeptur die ein oder zwei Tropfen ätherisches Öl dazu zu geben und mit beiden Händen verreibend anwärmen.

- Auf den betroffenen Bereich satt auftragen, mit einem angewärmten kleinen Handtuch oder Waschlappen abdecken und bei starken Schmerzen oder Verspannungen eine Wärmflasche auflegen. Mindestens 10 Minuten oder so lange, wie es sich warm anfühlt, liegen lassen.

- Die Rezeptur kann auch in einem Eierbecher oder Schüsselchen aus Glas oder Porzellan angemischt werden und auf eine Einwegkompresse oder auf ein altes Stofftaschentuch gegeben werden (wird beim Waschen nicht mehr fleckenfrei!). Dieses wird auf die betroffene Stelle aufgelegt und mit der Wärmflasche abgedeckt.

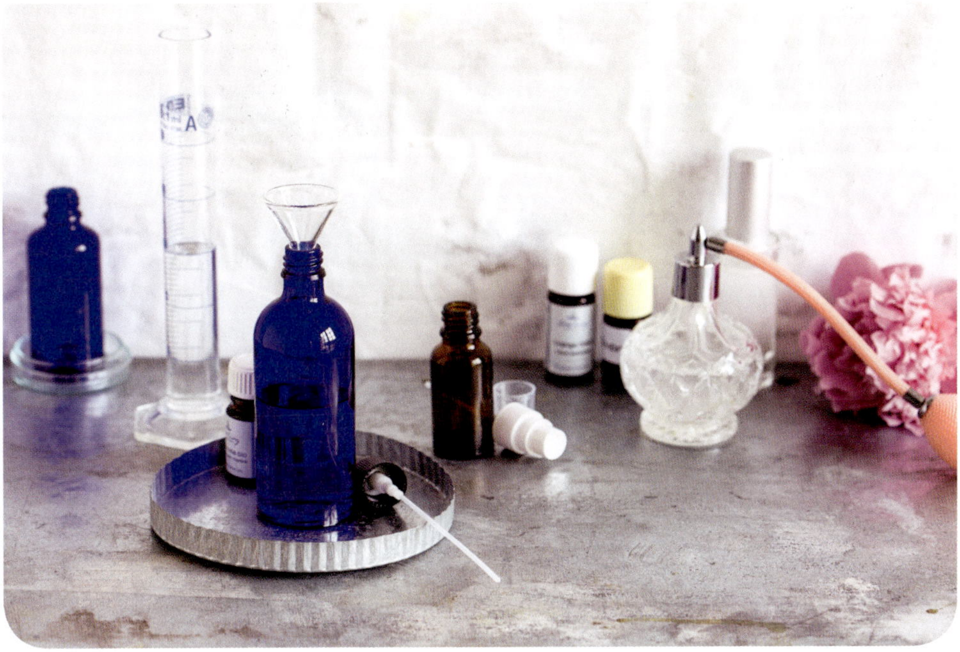

Raumspray

- Füllen Sie Wodka, Korn oder einen anderen fast geruchlosen Trinkalkohol (40–60 %ig) mithilfe eines kleinen Trichters in eine Braunglasflasche mit Sprühaufsatz. Sie können auch schöne gläserne Deoflaschen recyceln oder kleine Parfüm-Nachfüllfläschchen (Drogeriemarkt) verwenden.

- Geben Sie je nach Rezeptur die entsprechende Tropfenanzahl ätherisches Öl zum Alkohol. Schütteln Sie die Mixtur vor jeder Anwendung gut durch. Verwenden Sie den teureren 96 %igen Alkohol, so ist Schütteln nicht nötig. Sollten Sie Hydrolat oder Wasser statt des Alkohols bevorzugen, müssen Sie das Produkt vor jedem Sprühstoß besonders sorgfältig durchschütteln.

- Geben Sie 3–4 Sprühstöße in einen Raum oder auf einen gut waschbaren Kopfkissenbezug. Oder verwenden Sie das Spray ähnlich wie ein Kölnisch Wasser auf dem Dekolleté. Bei sehr empfindlicher Kopfhaut ist die Variante mit Hydrolat statt Alkohol als Haarwasser geeignet.

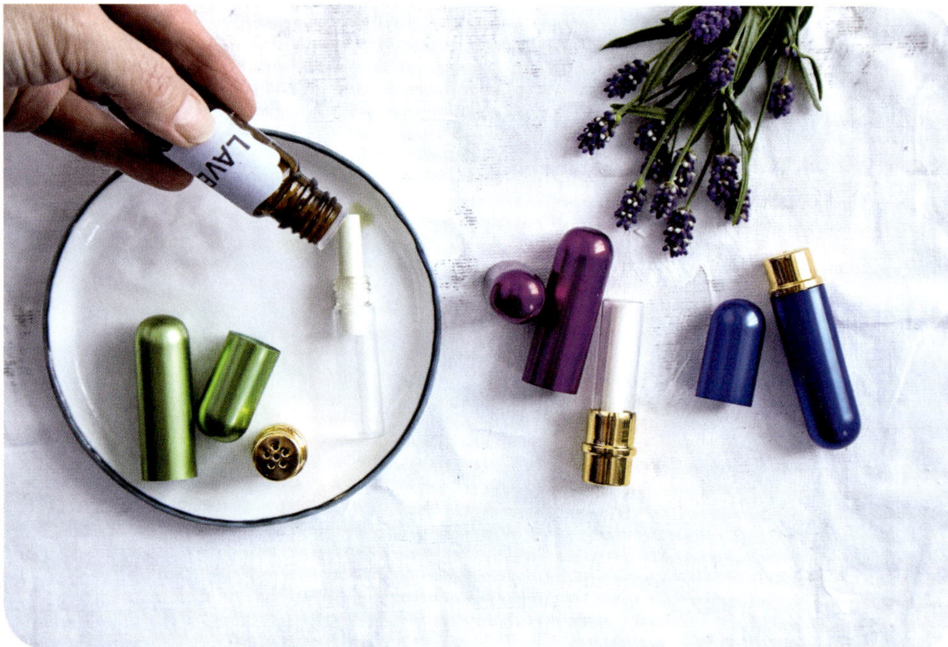

Inhalierstift

- Entnehmen Sie den eigentlichen Inhalierstift aus seiner Schutzhülle und öffnen Sie ihn: Die gläsernen Modelle sind geschraubt, bei den Kunststoffstiften ist ein kleines Deckelchen entweder lose beigepackt oder nur leicht an der flachen Seite angedrückt. Entnehmen Sie das Zellstoffröllchen vorsichtig.

- Geben Sie je nach Rezeptur einige Tropfen ätherisches Öl entweder entlang des Röllchens oder – noch besser – auf das Ende, das an die Riechöffnungen kommen wird.

- Schließen Sie den Stift wieder gut, insbesondere, wenn er für leicht desorientierte Menschen oder für Kinder vorgesehen ist.

- Lassen Sie die betreffende Person so oft wie sie möchte einige tiefe Atemzüge des Duftes (oder der Mischung) nehmen. Der Stift kann auch geöffnet auf das Kopfkissen oder sonst wie in der Nähe der Nase der Person ausgelegt werden.

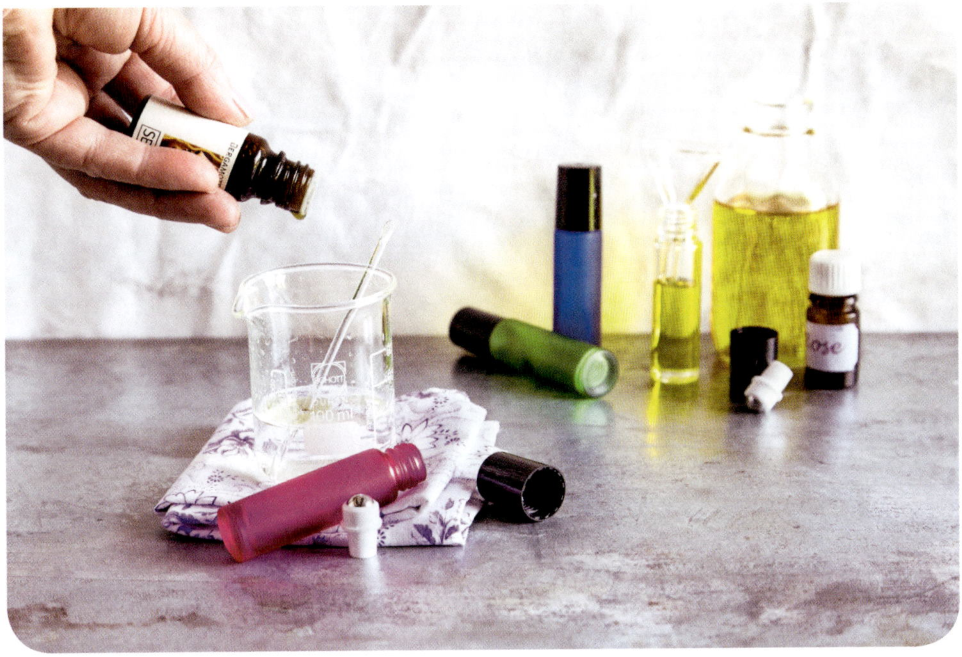

Roll-on

- Füllen Sie knapp 10 ml Wodka, Korn oder einen anderen fast geruchlosen Trinkalkohol (40–60 %ig) in einen kleinen Messbecher oder in eine Tasse. Diese Menge entspricht einem knappen Esslöffel – je nach Modell und Größe. Manche der folgenden Rezepte werden mit Jojobaöl hergestellt, in diesem Falle füllen Sie dieses in den peinlich sauberen Messbecher. Andere fette Öle sind nicht geeignet, da sie so fein verteilt in der Kugel, die dem Auftragen dient, ranzig werden.

- Geben Sie je nach Rezeptur die entsprechende Tropfenanzahl ätherisches Öl zur Trägersubstanz (Alkohol oder Öl).

- Mit einem sauberen Löffel oder einem Zahnstocher gut umrühren und in den Roll-on füllen. Diesen gut mit dem Kugelaufsatz schließen.

- Bei Bedarf auf den Handgelenken, unterhalb der Ohren oder unterhalb der Nase auftragen. Die Kopfschmerzzubereitung entlang des Haaransatzes auftragen, nicht zu nah an die Augen kommen. Nach Gebrauch die Kugel immer sauber wischen.

Die Mischungen selbst herstellen

Ätherische Öle sind Gemische aus pharmazeutisch sehr aktiven Molekülen. Laien dürfen sie nur in verdünnter Form anwenden. Ausnahmen sind beispielsweise Lavendelöl, zuverlässig frisches Teebaumöl (nach Öffnen neun Monate haltbar) und Sandelholzöl.

Bitte achten Sie auf bestmögliche Qualität und verwenden Sie möglichst Öle aus kontrolliert biologischem Anbau, denn Agrargifte sind genau wie die Öle fettlöslich und können sich im ungünstigen Fall sehr konzentriert im Duft gelöst befinden. Dann bergen sie ein Risiko für Haut- und Schleimhautreizungen sowie Kopfschmerzen.

Standardisierte ätherische Öle (z. B. aus der Apotheke) können synthetische Moleküle enthalten, komplett synthetische Öle sind genauso ungeeignet für die sichere und ganzheitliche Pflege von sehr kranken Menschen. Die im Labor hergestellten Düfte enthalten Trägersubstanzen, oft sind diese chloriert. Zudem fehlt ihnen die Synergie von sich ergänzenden heilsamen Molekülen.

Die Haltbarkeit

Wie lange ein Öl hält, kann nur grob eingeschätzt werden, da viele Faktoren die »Lebensspanne« beeinflussen. Ätherische Öle sollten wie ein guter Schnaps nach 1–3 Jahren verbraucht werden, insbesondere, wenn sie zum Auftragen auf die Haut gedacht sind. Je heller und wärmer sie stehen und je mehr Luftsauerstoff an das Öl gelangt, desto schneller wird es potenziell hautreizend. Auch ein häufiges Öffnen und Schließen der Flasche trägt zu einer verminderten Haltbarkeit bei. Für empfindliche Haut sollten nur recht frisch geöffnete Öle verwendet werden (immer das Öffnungsdatum auf den Fläschchen notieren und regelmäßig kontrollieren). Angebrochene Fläschchen sollten jedoch nicht im Kühlschrank gelagert werden, eine moderate Weinkellertemperatur wäre ideal (8–12 °C). Eine möglichst gleichmäßige Lagertemperatur ist für die Haltbarkeit der ätherischen Öle und ganz besonders für Hydrolate wichtig.

Die Mischungen

In diesem Buch werden Rezepturen mit eher hoch verdünnten Ölen empfohlen, erfahrungsgemäß haben sie dennoch eine hervorragende Wirkung. Es spricht jedoch nichts dagegen, bei gesunder Haut ohne Allergien in Erwachsenenrezepturen die Tropfenanzahl geringfügig zu erhöhen. Verdünnen Sie ätherische Öle immer, wenn nicht anders angegeben! Als grobe Faustregel gilt:

1 bis 2 Tropfen ätherisches Öl auf 10 ml bzw. 1 Esslöffel fettes Öl.

Gefäße und Werkzeuge

Die Herstellung von helfenden und heilenden Mischungen sollte unkompliziert, schnell und ohne viele Umstände gehen. Dabei dürfen selbstverständlich weder die Qualität noch die Hygiene leiden. Zum Rühren eignen sich in der Spülmaschine gereinigte Marmeladen- oder Senfgläser mit intaktem Schraubverschluss. Diese kann man, wo es erforderlich ist, gut in ein Wasserbad stellen: Einen Kochtopf mit sehr heißem (nicht kochendem) Wasser so weit anfüllen, dass das Marmeladenglas noch einen freien Rand zum Greifen hat. Umrühren können Sie mit einem sauberen Löffel oder einem Messer aus Metall. Verwenden Sie keine billigen Kunststoffgefäße und -bestecke, sie werden von manchen ätherischen Ölen angegriffen und entlassen im schlimmsten Falle giftige Lösungsmittel in unser Produkt. Geeignete Labormessbecher und Profispatel dürfen selbstverständlich aus Kunststoff sein.

Für die Begleitung von schwer erkrankten Personen verwendet man am besten neu gekaufte Gefäße – viele davon sind in fast jeder Apotheke und in großer Auswahl im Online-Handel erhältlich. Messbecherchen oder Messlöffel von Hustensäften oder Ähnlichem sind auch hilfreich, wegen des Kunststoffs sollte aber nur ein kurzer Kontakt mit ätherischen Ölen erfolgen. Eine elektronische Haushaltswaage mit Feineinstellung oder eine Briefwaage können das Abmessen erleichtern.

Wie viel ist 1 ml?

Für den Hausgebrauch reichen folgende grobe Maße: 30 Tropfen der meisten ätherischen Öle entsprechen einem Milliliter, je nach Viskosität des jeweiligen Öles (dünn- oder dickflüssig). Esslöffel sind unterschiedlich groß. Als Maß gilt ein eher moderner, nicht zu bauchiger Löffel.
1 ml: 25–35 Tropfen
10 ml: 1 EL
5 ml: 1 TL

Öle und Hydrolate

Als Einsteiger in die Welt der ätherischen Öle hat man meistens keine große Auswahl an Ölen. Vielleicht sind Riechvorlieben der Person, die aromapflegerisch begleitet werden soll, bekannt. Suchen Sie aus den 15 Gruppen im folgenden Kapitel von Duftfamilien die Lieblinge aus, die guttun, stärken und die beim Heilen helfen. Eine vielseitige Grundausstattung besteht aus je einem Fläschchen eines Zitrusöles (Orangen-, Zitronen- oder Mandarinenöl), einem Nadelöl (Fichtennadel-, Zirbelkiefer- oder Weißtannenöl), dazu Lavendel- und Palmarosaöl. Je nach Beschwerden könnte noch Teebaum- oder Manukaöl dazu kommen, beide wirken stark antiinfektiös.

Schulen Sie Ihre Nase

Wenn chronisch Kranke Menschen aromapflegerisch begleitet werden, ist es immens wichtig, auf eine höchstmögliche Qualität der Produkte zu achten. Doch woran erkennt man diese? »Immer der Nase nach!« Eine ungeschulte Nase mag zwar oft von synthetischen Duftbomben wie »betäubt« sein. Doch meiden Sie seifige, künstlich riechende, oder schlicht unangenehme Gerüche. Allerdings: Wenn ein Duft an Apfelblüte, Maiglöckchen, Flieder oder Himbeere erinnert, ist er noch lange nicht natürlich und hochwertig. Im Gegenteil, er kann chlorierte Trägersubstanzen enthalten oder wurde aus Schimmelpilzen hergestellt. So können Reizungen oder gar Allergien auftreten – das darf nicht sein.

Ich ermutige alle Anwender, ihre Nase gründlich zu schulen. Achten Sie beispielsweise einmal darauf, was Sie im Laufe eines bestimmten Tages alles riechen: direkt beim Aufwachen vielleicht die Bettwäsche, dann Zahnpasta, Kaffee, Zeitungspapier. Auf dem Weg zu Arbeit und Kinderunterbringung Abgase, Teppichböden, Druckerpatronen und das Rasierwasser des Chefs. Oder Windeln, Kindersüßspeisen und Plüschtiere (auch diese sind oft beduftet!). Was erlebt die Nase beim Einkaufen, was beim Kochen oder Putzen? Wie duftet Ihr Kind, welche Duftmarke entströmt dem Haustier, welche Gerüchen gehören nur zu Ihren Partner? Schreiben mal an einem Tag alle diese Düfte auf! Vermutlich werden Sie erstaunt (oder erschrocken) sein, in welcher Vielfalt von Duftmolekülen Sie leben.

Qualitätsmerkmale guter Öle

Ich empfehle gerne die mir gut bekannten hervorragenden Öllieferanten. Einige Punkte zur Überprüfung der Öle-Qualität sind dennoch zu beachten:

- Natürliche ätherische Öle sind niemals billig. Für die Produktion eines einzigen Tropfens wurden je nach Duft die Schalen von vielen abgeriebenen Zitronen, duftende Blütenblätter von 30 kostbaren Rosen oder ein halber Waschkorb voller Melissenblätter ver-

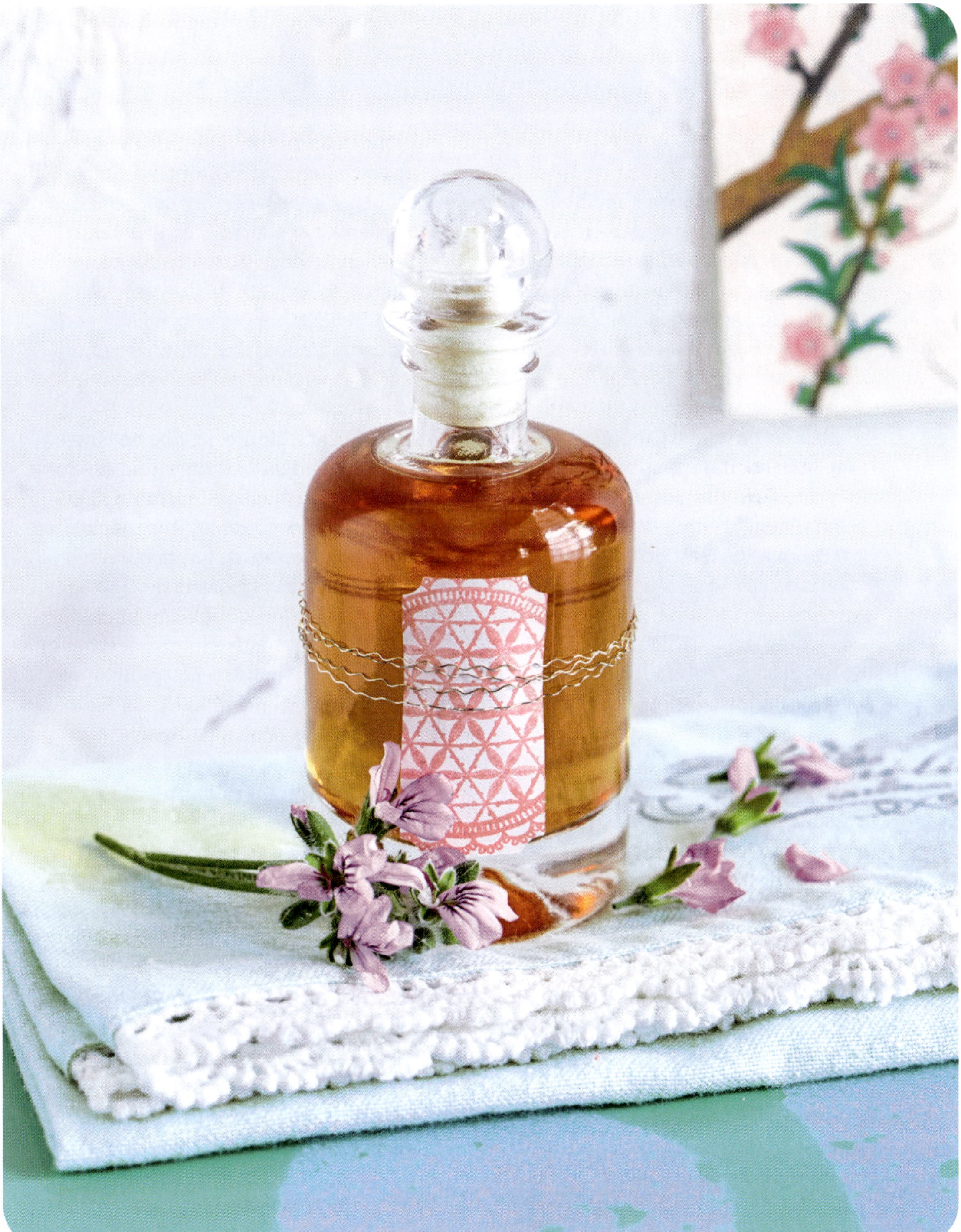

wendet. Ein hochwertiges Öl kostet immer mehr als 1 Euro pro Milliliter, bei Blütendüften können es 30 Euro und mehr pro Milliliter sein.

- Unterschiedliche ätherische Öle einer seriösen Firma haben niemals einen Einheitspreis, beispielsweise ist Orangenöl immer viel preiswerter ist als Teebaum- oder gar Rosenöl.
- Kaufen Sie, wenn möglich, nur bei Lieferanten, die einen Großteil ihrer Öle in kbA-Qualität (zertifizierter kontrolliert biologischer Anbau) anbieten. Sie selbst ersparen sich und Ihrer Familie nicht nur konzentrierte Giftstoffe (die naturgemäß in einem natürlichen stark konzentrierten Mittel enthalten sein können), sondern Sie sorgen mit Ihrem Kauf auch für nachhaltige Landschaftspflege und unterstützen benachteiligte Arbeiter in Schwellenländern durch faire Vermarktung. Sie boykottieren durch Ihre Kaufentscheidung auch genmanipulierten Anbau. Das Wort »Bio« auf dem Etikett ist übrigens nicht geschützt, achten Sie auf zuverlässige Siegel.
- Ätherische Öle müssen in lichtdichten Fläschchen (meistens aus Braunglas) angeboten und aufbewahrt werden, denn sie sind extrem lichtempfindlich. Oder aber sie werden in einem Karton angeboten, in den sie nach Gebrauch auch wieder zurückgelegt werden sollten.
- Kaufen Sie niemals angebrochene Testfläschchen, denn ätherische Öle sind sehr empfindlich gegen den Luft-Sauerstoff. Ladenhüteröle aus kaum besuchten Geschäften sind genauso abzulehnen wie Öle aus stark beleuchteten Regalen oder überheizten Räumen. Denken Sie beim Einkauf und bei der Lagerung an guten Wein, dieser will auch gehegt und gepflegt sein.
- Notieren Sie sich das Öffnungsdatum, viele Öle sind nur ein Jahr oder wenig länger haltbar.
- Verschließen Sie die geöffneten Fläschchen wieder gut und lagern Sie sie kühl, jedoch möglichst nicht im Kühlschrank (Schlafzimmer, Treppenhaus, Weinkeller, optimal sind Temperaturen zwischen 8 und 12 Grad).
- Kaufen Sie keine »Aromaöle« oder »Duftöle«, auch keine »naturidentischen« Düfte, meiden Sie Produkte von Discountern, Drogeriemärkten, Supermärkten und Kaffeeröstern.

Hydrolate

In der Begleitung und Pflege von sehr empfindlichen Menschen sind naturbelassene Pflanzenwässer ideale Helfer. Ein Hydrolat ist das Produkt einer Wasser- oder Wasserdampfdestillation von Duft- oder Heilpflanzen, bei der das Destillationswasser nach Anreicherung mit flüchtigen und wasserlöslichen Molekülen und anschließender Kondensation von den ätherischen Ölen getrennt und aufgefangen wird. Somit ergänzen Therapien mit Hydrolaten die bisherige, eher ölbetonte Aromapflege hervorragend. Hydrolate, fette Pflanzenöle und ätherische Öle werden in Zukunft den Dreiklang einer neuen Aromatherapie bilden.

Die perfekten Hydrolate für viele der im Folgenden beschriebenen Gebiete und Rezepturen sind:

- Rosenhydrolat
- Pfefferminzehydrolat
- Rosmarinhydrolat
- Melissenhydrolat
- Orangenblütenhydrolat
- Immortellehydrolat
- Rosengeranienhydrolat
- eventuell Cistrosenhydrolat (bei Blutungen)

Fette Pflanzenöle

Anders als Mineralöle in Salben und konventionelle Massageöle enthalten pflanzliche Fette und Öle wertvolle Fettsäuren, Vitamine und Fettbegleitstoffe, in manchen Fällen sogar ätherische Öle und Harze (Schwarzkümmelöl und Calophyllumöl). Bei sehr empfindlichen Menschen eignet sich die Anwendung dieser Öle ohne jeden Naturduft hervorragend. Es muss nur beachtet werden, dass sie – mit Ausnahme von Calophyllum und Jojoba – maximal ein Jahr haltbar sind. Die in der Aromapflege besonders wichtigen Bio-Öle sind:

- Mandelöl: für die allgemeine Pflege
- Calophyllumöl: bei venösen Problemen, viralen Infektionen und eitrigen Hauterkrankungen
- Johanniskrautöl (Ölauszug von Johanniskrautblüten in hochwertigem Olivenöl): bei Schmerzen und Wunden
- Jojobaöl: wenn die anderen Öle zu »schwer« sind für die allgemeine Pflege, als einziges Öl in Roll-ons (da es nicht ranzig wird)
- Kokosfett (nativ): bei entzündlichen Hauterkrankungen, zur Mundpflege, wirkt leicht antiviral und kühlend, zum Andicken von Ölen zu salbenähnlichen Grundlagen
- Olivenöl: für die allgemeine Pflege
- Sanddornfruchtfleischöl: bei Entzündungen, insbesondere von Schleimhäuten, vor Bestrahlungstherapien
- Sesamöl: zur Anregung der Durchblutung, wärmend
- Sheabutter: bei sehr rauer und verhornter Haut, zum Andicken von Ölen zu Salbengrundlagen

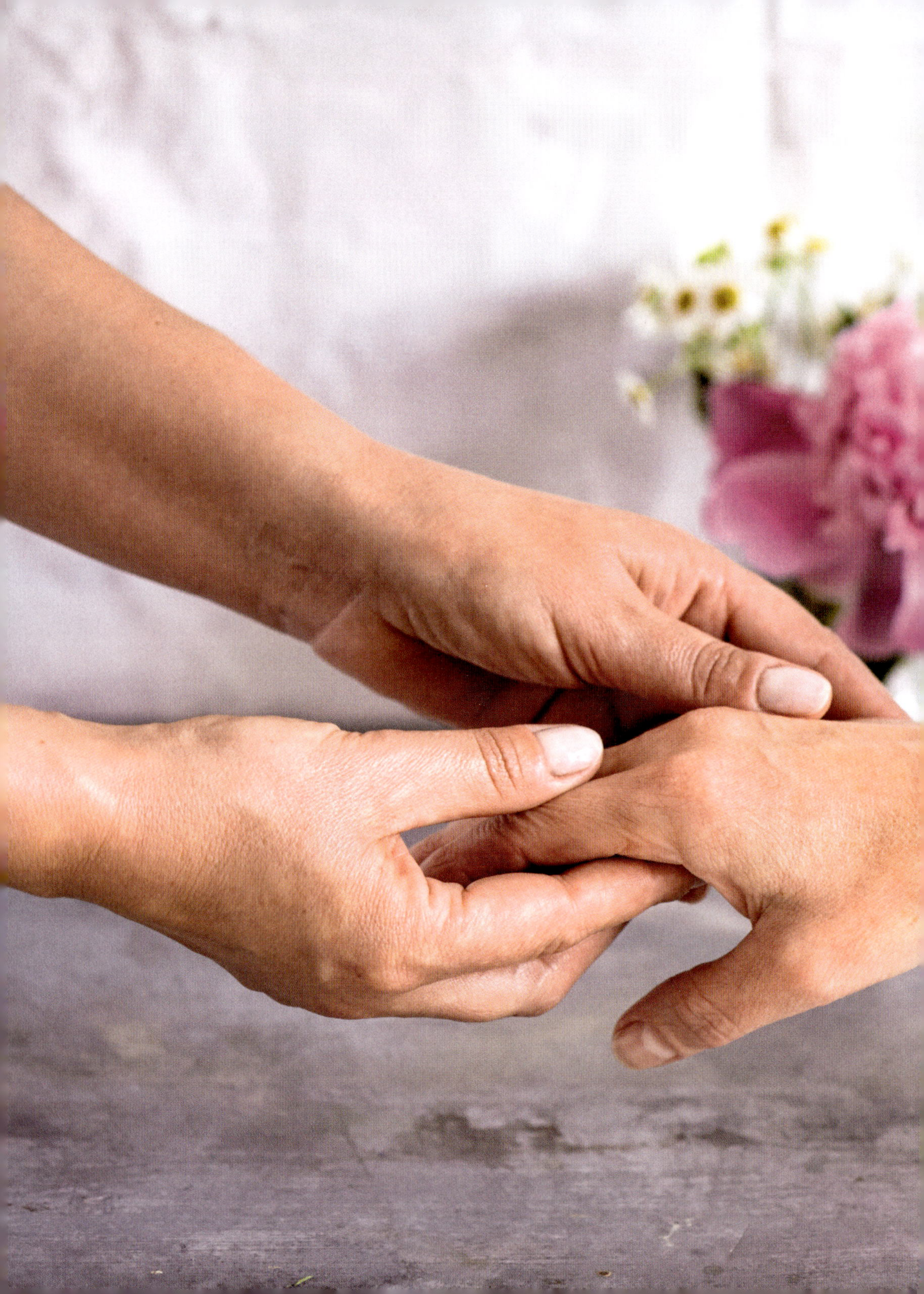

Die ätherischen Öle

Diese Powerpakete aus bis zu 400 unterschiedlichen Inhaltsstoffen helfen bei vielen körperlichen Beschwerden und auch der wunden Seele.

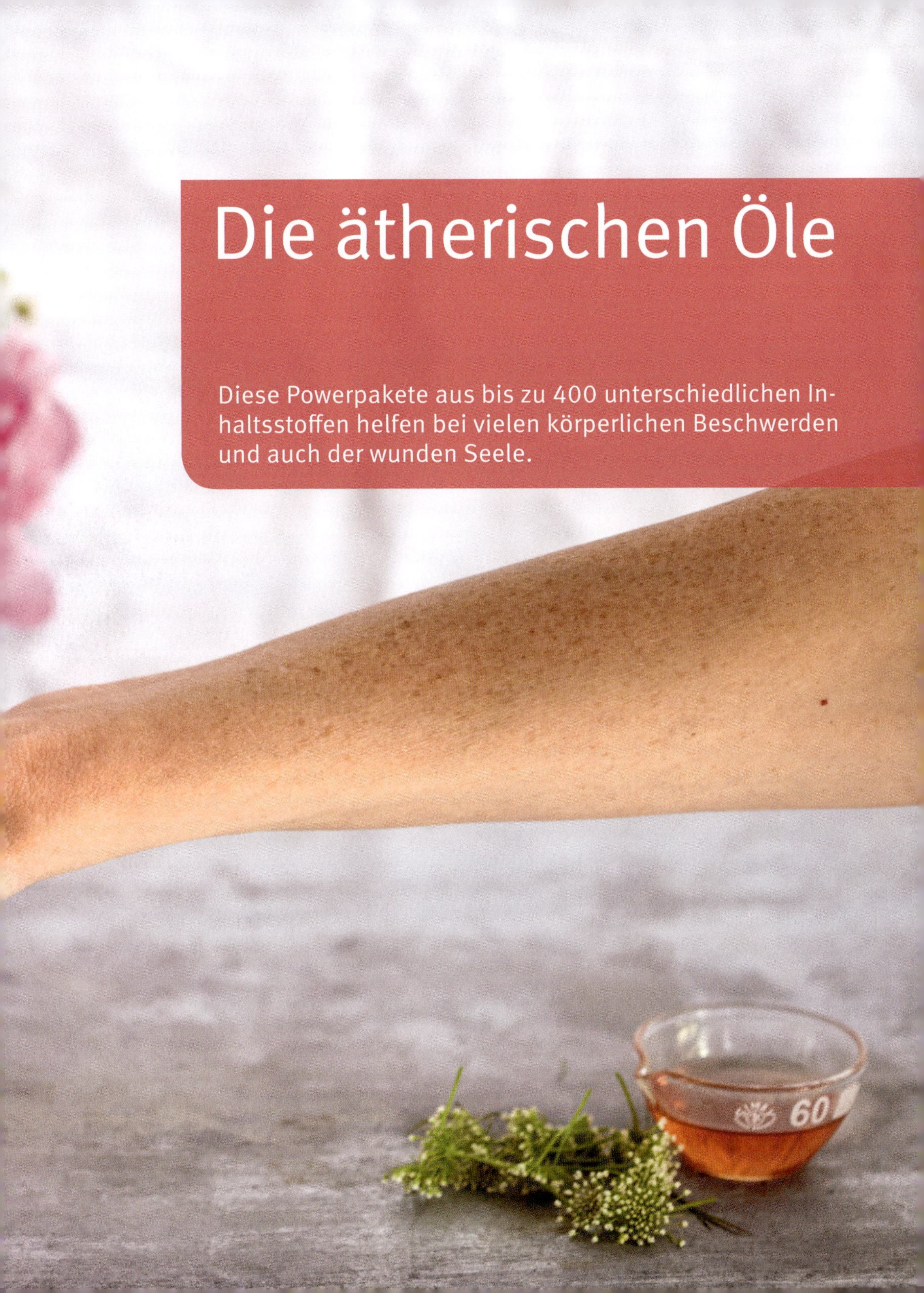

Die wichtigen Öle

Ätherische Öle, die beim Helfen helfen – Angehörige möchten etwas tun, wenn ein lieber Mensch schwer erkrankt ist.

Es gibt ausreichend Literatur, in der jedes einzelne ätherische Öl mehr oder weniger ausführlich vorgestellt wird. Aufgrund der Frustration mancher Leser, dass immer wieder genau ein bestimmtes Öl aus einer interessant klingenden Rezeptur nicht im eigenen Schatzkästchen vorhanden ist, ist immer wieder die Frage zu vernehmen, ob es denn nicht »Ersatzöle« gebe, um eine bestimmte Rezeptur dennoch effektiv und wohlriechend zu gestalten.

Auch wenn Gerüche nicht streng in Gruppen eingeteilt werden können, lernen Sie im Folgenden 15 Ölgruppen kennen. Ihre jeweilige Gemeinsamkeit ist entweder ein ähnlicher Duft mit ähnlichen Inhaltsstoffen oder aber ein ähnliches Einsatzgebiet, auch wenn die jeweiligen Öle im Duft sehr individuell ausfallen. So können Rezeptvorschläge flexibler gehandhabt werden, ein Öl durch das andere ersetzt werden oder auch einzelne Öle einfach weggelassen werden.

Zitronig und erfrischend: Öle, die leicht und fruchtig duften, die bei fast jedem Menschen Erinnerungen an Südfrüchte und vielleicht an Urlaube wecken, auch solche, die Viren im Zaum halten.

Waldig und stärkend: Öle, die vielleicht auf Waldspaziergängen gerochen wurden, die die Atemwege freier machen und die Schmerzen durch Verspannungen lösen.

Herb und strukturierend: Öle die frisch und gleichzeitig minimal bitter duften können, die uns Klarheit geben sowie Geist und Seele auf Vordermann bringen können.

Kühl und lindernd: Öle mit typisch »medizinischem« Duft wie bei Produkten gegen Erkältung und Schmerzen.

Traumhaft und entspannend: Öle, die blumig, fruchtig und zart duften, sie können wertvolle Begleiter für mehr Ruhe und Entspannung werden.

Krautig und anregend: Öle aus Kräutern, die wir in der Küche verwenden, sie wirken aufbauend und regenerierend, schützen uns zudem vor Infektionen.

Reinigend und klärend: Öle, die besonders »medizinisch« riechen, die auch besonders keimtötend wirken.

Aromatisch und lockernd: Öle, die an Pernod und Pesto erinnern, an Beruhigung in kranken Kindertagen, Assoziationen mit Urlaub und Freizeit sind möglich, Entspannung und Loslassen werden unterstützt.

Blumig und zärtlich: Öle, die stark-betörend oder schwach-pudrig an Rosenfelder erinnern, Düfte, die mit Weiblichkeit, Zartheit und Betreut-Sein assoziiert werden.

Sinnlich und verführerisch: Öle und Absolues, also schwere Blütendüfte, und ein Holzduft, die (wieder) Zugang zu Erotik und Sinnlichkeit ermöglichen können.

Süß und tröstend: Öle und Extrakte, die süß und karamellig, fruchtig und vanillig duften, Kuschelhelfer und Süßigkeiten unter den aromatherapeutischen Begleitern.

Würzig und umhüllend: Öle, aus Pflanzen, die als Gewürze aus dem tropischen fernen Osten in der Küche eingesetzt werden, sie wärmen, stärken, lindern und schützen vor Infektionen.

Holzig und stabilisierend: Öle, die aus Hölzern destilliert werden, kostbare Begleiter in Zeiten von Unsicherheit, Abwehrschwäche und Entzündungen.

Erdend und beschützend: Öle, die zu den schwersten Naturdüften gehören, die uns wie ein warmer Mantel Sicherheit geben und zu tiefer Ruhe führen.

Heilend und heilig: Öle, die Himmel und Erde vereinen, die in Grenzsituationen Kraft geben und schwierige Wege begleiten.

Folgende Naturdüfte und Rezepturen können in den vorgeschlagenen Verdünnungen und Mischungen bedenkenlos eingesetzt werden, um zu unterstützen, zu begleiten und um Erleichterung bei diversen Symptomen zu erreichen. Ganz im Sinne des schönen lateinischen Wortes »Caritas« – es bedeutet Wertschätzung, Hochachtung, Wohltätigkeit, und auch göttliche Liebe – können Sie Menschen mit vielen großen und kleinen Beschwerden beschützend und lindernd zur Seite stehen.

Zitronig und erfrischend

» Wer kann im heutigen Alltag nicht ein spritzigeres Denkvermögen gebrauchen und ein Tuning der Raumluft, das an Urlaubstage erinnert? Zitronige Düfte bringen eine frische Brise ins Leben. Sie enthalten zudem Inhaltsstoffe, die in der erkältungsträchtigen Zeit Viren das Leben schwermachen.

Vertreter

- Zitrone *(Citrus limon)*
- Limette *(Citrus aurantifolia)*
- Urzitrone, Zedrat *(Citrus medica)*
- Litsea *(Litsea cubeba)*
- Zitroneneukalyptus *(Eucalyptus citriodora)*
- Zitronemyrte *(Backhousia citriodora)*
- Zitronenteebaum *(Leptospermum petersonii)*

Inhaltsstoffe Diese ätherischen Öle erhalten ihre frischen Zitrusnoten von unterschiedlichen Anteilen an der Monoterpenaldehyde Geranial, Neral, Citronellal. Zitronenöl enthält nur wenige Prozente Citral und einiger anderer Aldehyde, Zitroneneukalyptus besteht fast ausschließlich aus Citronellal.

Wirkungen Gemeinsam ist diesen Ölen ihre Wirkung gegen diverse Viren, sodass sie gute Begleiter bei Herpes zoster (Gürtelrose) und Grippe sind. Auch bei Kinderkrankheiten wie Windpocken und Mumps können sie den Verlauf der Erkrankungen etwas abmildern bzw. die Immunabwehr unterstützen.

Anwendungen Diese Düfte eignen sich sehr gut, um in Infektionszeiten virenabwehrende Raumsprays herzustellen. Sie wirken zudem erfrischend und können schlechte Gerüche abmildern, was sie zu idealen und günstigen Helfern in der Pflege macht. Sie sind auch bei den meisten Menschen beliebt, sodass sie gut geeignet sind, um eher unangenehm riechende Mixturen akzeptabler zu gestalten.

Etwas olfaktorische Frische in Büro und Wohnzimmer, dazu etwas Power fürs Immunsystem tun jedem gut. Das ist das Spezialgebiet von ätherischen Ölen mit zart oder stark ausgeprägtem Zitrusduft. Deren Hauptbestandteile kommen in der Natur häufig vor: Sie werden von vielen Pflanzen gebildet, doch auch die Tierwelt kennt sie. Der Schmetterling Rapsweißling macht mit einem Zitrusbouquet auf sich aufmerksam, Bienen verwenden Citral als Markierungspheromon. Bochumer Wissenschaftler berichten Spannendes aus dieser Duftecke: Citronellal, das den Duft der Zitronenmelisse bestimmt,

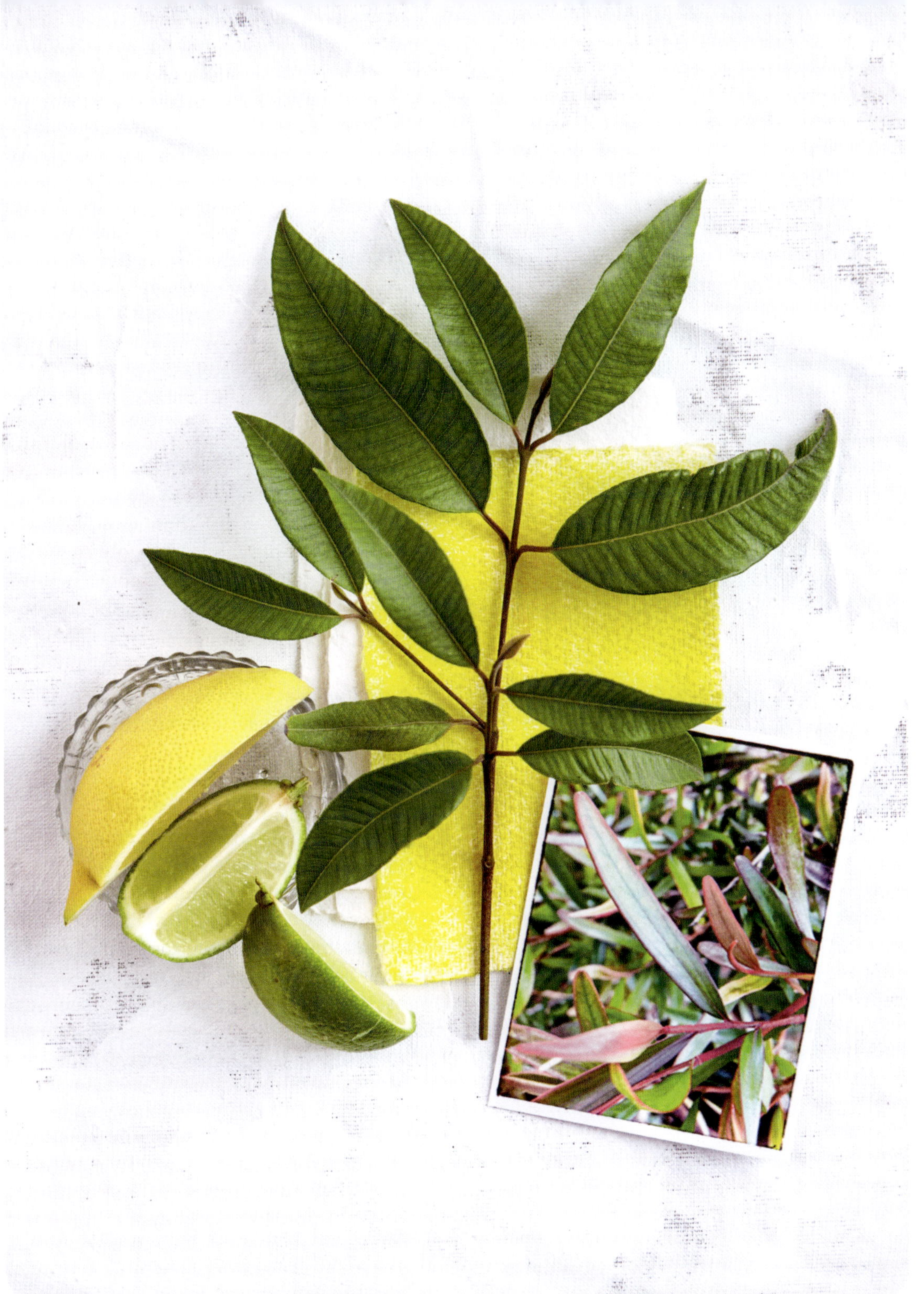

Zu beachten

Bitte benutzen Sie immer frische Öle, da die meisten Öle dieser Gruppe nicht übermäßig stabil sind. Sie oxidieren recht schnell unter Licht- und Sauerstoffeinfluss und können dann Haut und Schleimhäute reizen. Bitte verwenden Sie die drei Zitrusschalenöle nicht in der Sonne oder im Solarium. Sie erhöhen die Lichtempfindlichkeit der Haut, insbesondere Limettenöl wirkt extrem stark photosensitivierend. Diese Öle wirken in der üblichen Verdünnung von unter drei Prozent bei den meisten Menschen eher entspannend (jedoch nicht einschlaffördernd), in höherer Dosierung bzw. bei individueller Empfindlichkeit können sie auch sanft aktivierend und anregend wirken.

bremst das Wachstum von bestimmten Leberkrebszellen.

Aus den Schalen der Zitrone, der exotischen grünen Limette und der wundervollen riesigen Urzitrone, aus der das Zitronat für die Weihnachtsbäckerei hergestellt wird, werden preiswerte ätherische Öle gepresst. Sie alle sind ideal für die Erstaustattung, denn sie sind gut verträglich und zeigen bei vielen gesundheitlichen Problemen Erfolge.

Noch intensiver zitronig duften Lemongrass und die Blätter eines chinesischen Lorbeerbaumes namens Litsea. Man wird an ein Konzentrat aus geriebenen Zitronenschalen erinnert. Dieses preiswerte Öl liefert den berühmten »Zitronen«duft für Putz- und Spülmittel. Auch der wundervolle Zitrusduft aus den Blättern der australischen Zitronenmyrte wird Liebhaber der frischen Düfte faszinieren.

Wenn die ätherischen Öle aus diesen Pflanzen stark verdünnt werden, beispielsweise ein Tropfen in etwas Mandelöl zur Fußmassage, wirken sie beruhigend. Wenn man sie eher hoch dosiert, etwa acht Tropfen in der Duftlampe, können sie anregend wirken.

Die langen, sichelförmigen Blätter des Zitroneneukalyptus und die kleinen Blättchen des Zitronenteebaums verströmen einen etwas herberen Zitrusduft. Das liegt am hohen Anteil von Citronellal, einem effektiven Virenkiller. Sie sind also ideale Begleiter bei den unterschiedlichsten Erkrankungen, die durch diese lästigen Keime verursacht werden, wie Lippenherpes, Gürtelrose, Windpocken und grippale Infekte. Zitroneneukalyptus überzeugt mich immer wieder durch seine ungewöhnliche Hilfe bei Gelenk- und Muskelschmerzen.

Warzen weg

10 ml Johanniskrautöl • 2 Tropfen Zitroneneukalyptusöl • 2 Tropfen Zitronenmyrtenöl • 2 Tropfen Zitronenteebaumöl

● Gut in einem 10-ml-Braunglasfläschchen mischen und dreimal täglich auf die Warze auftragen, eventuell die textile Fläche eines Pflasters vorsichtig damit betupfen und dieses auf die Warze kleben.

Tipp So seltsam es klingen mag, diese Anwendung wirkt am zuverlässigsten bei abnehmendem Mond.
Diese Mischung kann auch bei diversen Herpesinfektionen der Haut eingesetzt werden, für den Intimbereich und für Kinderhaut nur jeweils einen Tropfen der ätherischen Öle nehmen.

Raumspray zur Immunabwehr

50 ml Wodka oder Korn • 15 Tropfen Zitroneneukalyptusöl • 10 Tropfen Myrtenöl • 5 Tropfen Lemongrassöl • 5 Tropfen Gewürznelkenöl

● In einer 50-ml-Braunglasflasche mit Sprühaufsatz mischen, drei bis fünf Sprühstöße in Räumen versprühen, in denen Ansteckungsgefahr besteht. Vor jedem Einsatz gut schütteln.

Waldig und stärkend

» Manchmal bleibt uns die Luft weg, sei es wegen einer Hiobsbotschaft, weil die Bronchien nicht so wollen, wie sie sollen, oder weil es irgendwo heftig ziept und schmerzt. Ein Öl aus den reinigend wirkenden Zweigen eines Nadelbaumes oder das nach Rheumasalbe duftende Wintergrünöl.

Vertreter

- Weißtanne, Silbertanne *(Abies alba)*
- Balsamtanne *(Abies balsamea)*
- Fichtennadel *(Picea abies)*
- Zirbelkiefer *(Pinus cembra)*
- Latschenkiefer *(Pinus mugo)*
- Waldkiefer *(Pinus sylvestris)*
- Wintergrün *(Gaultheria fragrantissima)*

Inhaltsstoffe Die Öle aus den Nadelbäumen duften insbesondere durch ihre unterschiedlichen Gehalte an Pinen, ß-Pinen und Bornylacetat. Das medizinisch-frisch duftende Wintergrünöl besteht fast komplett aus Methylsalicylat, einer gebundenen Form der schmerzlindernden Salicylsäure, die in leicht abgewandelter Form Wirkstoff vieler Schmerzpräparate ist.

Wirkungen Nadeldüfte vertiefen die Atmung, vertreiben Keime aus Wohnräumen, wirken schleimlösend bei Erkältungen und schmerzlindernd sowie entzündungshemmend bei Problemen mit Knochen und Muskeln. Menschen mit rheumatischen Erkrankungen profitieren besonders von diesen Düften, denn sie wirken ähnlich wie Kortisonpräparate. Bornylacetat ist ein entspannend wirksamer Monoterpenester, der Bäder mit Fichtennadelöl zur Wohlfühlbehandlung macht. Salicylsäure wirkt schmerzlindernd und spannungslösend.

Anwendungen Diese Gruppe von Düften hilft in Form von Schmerzölen und Bädern, Anspannungen und Fehlhaltungen der Muskulatur sanft zu korrigieren, sie durchbluten steife und kalte Gliedmaßen. In Raumsprays desinfizieren Nadelöle die Raumluft und wirken mild stimulierend auf das Denkvermögen.

Der edle Duft der Weißtanne erinnert Menschen, die vor der Plastik-Weihnachtsbaum-Ära groß wurden, an erwartungsvolle und gemütliche Winterabende am Weihnachtsbaum. Ähnlich duftet das Öl der nordamerikanischen Balsamtanne. Ein bekannter französischer Arzt und Aromatherapeut empfiehlt Morgenmuffeln und allen Menschen, denen der Schwung abhandengekommen ist, jeweils einen Tropfen davon auf den Handrücken zu geben und den Bereich ober-

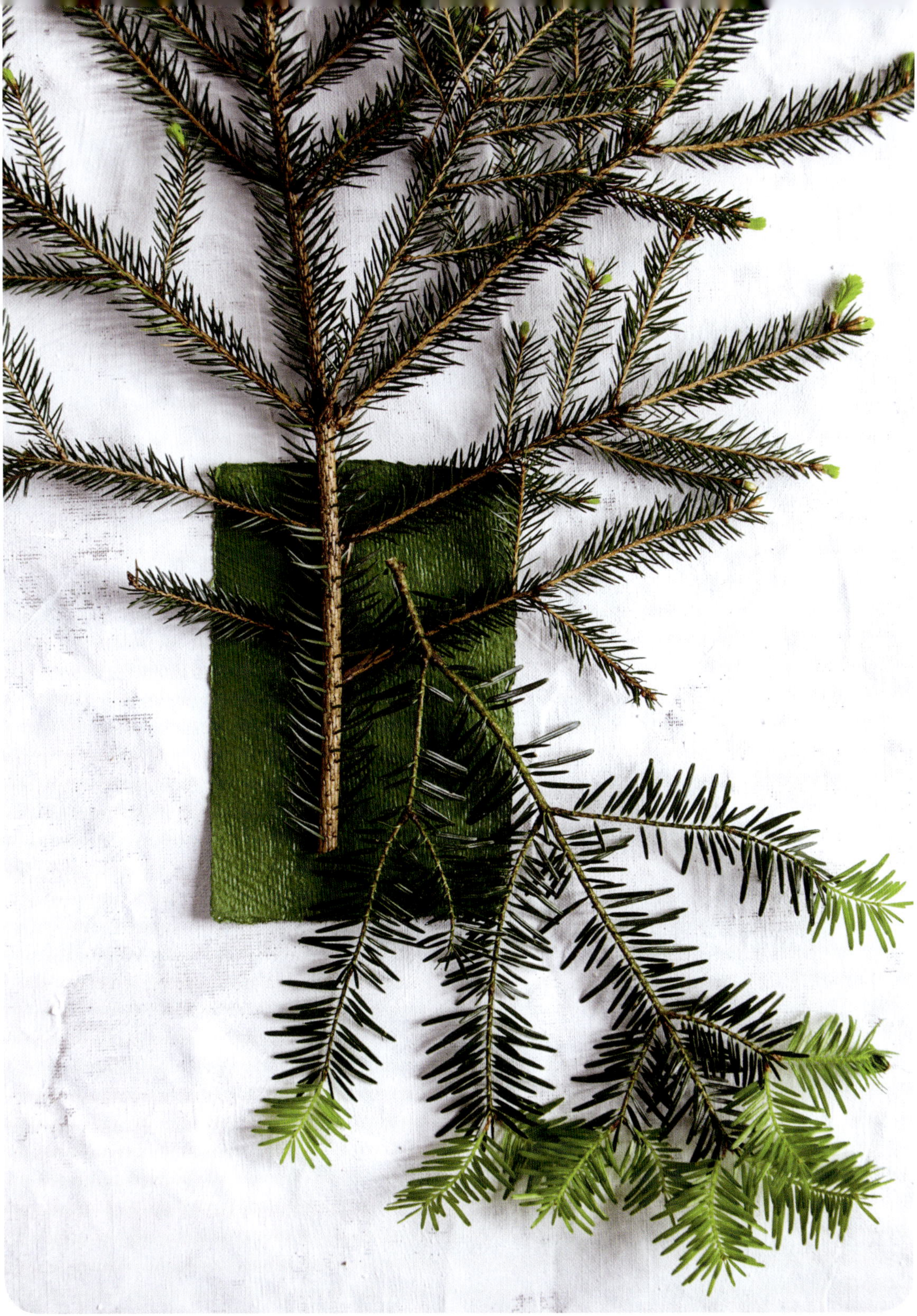

halb der Nieren (hintere seitliche Taille) mit schnellen kreisenden Bewegung damit einzureiben.

Den Duft der Fichtennadel kennen Sportler und ältere Herrschaften, denn er wirkt mitbestimmend im Franzbranntwein, der kleine Wunder bei müden Muskeln bewirken kann und sie wieder in Schwung bringen. Ähnlich erfrischend und konzentrationsfördernd können die unterschiedlichen Kiefernöle verwendet werden, sie alle wirken aufbauend und auf eine Weise entspannend, die nicht zugleich müde macht. Sie fördern sozusagen die entspannte Wachheit oder die wache Entspannung. Menschen, die eine harte Zeit und kräftezehrende Krankheiten hinter sich gebracht haben, werden von Kiefernölen in der Rekonvaleszenz unterstützt.

Latschenkiefern stehen unter Naturschutz, da sie an ökologisch gefährdeten Alpenhängen zu Hause sind. Ihre ätherische Öle sollen zwar nur von kränkelnden und gefallenen Bäumen stammen, doch sie sind auch verfälscht im Handel. Wichtig ist daher der Einkauf bei vertrauenswürdigen Firmen und möglichst sparsame Verwendung. Terpentin wird übrigens das ätherische Öl genannt, das aus dem austretenden Harz verschiedener Nadelbäume destilliert wird, in der französischen Aromatherapie wird es für therapeutische Zwecke eingesetzt.

Zu beachten

Nadelöle innerhalb von circa 18 Monaten aufbrauchen, da sie nicht übermäßig stabil sind, sie oxidieren also recht schnell unter Licht- und Sauerstoffeinfluss und können dann Haut und Schleimhäute reizen. Wintergrünöl maximal einprozentig verdünnen und nicht als Dauerbehandlung verwenden. Es ist nicht für Kinder und Jugendliche einzusetzen.

Aromatherapeuten haben ein weiteres Öl zur Verfügung, dessen Hauptinhaltsstoff Methylsalicylat in der Schulmedizin bekannt und beliebt ist, vor allem wenn chronische Schmerzzustände mit begleitender psychischer Anspannung zu behandeln sind: Wintergrünöl ist ein wichtiger Begleiter, wenn Menschen an Erkrankungen des rheumatischen Formenkreises leiden. Insbesondere die gefürchteten Schmerzen der Fibromyalgie können damit besänftigt werden. Es ist eines der am stärksten wirksamen schmerzlindernden Mittel, das uns in der Naturheilkunde zur Verfügung steht und passt perfekt zum schmerzlindernd wirksamen Johanniskrautöl. Beide Öle haben eine rötliche Färbung.

Nacken- und Rückenwohltat

10 ml Johanniskrautöl • 2 Tropfen Fichtennadelöl • 2 Tropfen Balsamtannenöl • 1 Tropfen Zitroneneukalyptusöl

● Die Öle in einem Schnapsglas oder Eierbecher (nicht aus Kunststoff!) mischen und jeweils ein Drittel morgens, mittags und vor dem Schlafengehen auf die verspannten Stellen reiben.

Konzentrations- und Denkstift

2 Tropfen Fichtennadelöl • 2 Tropfen Waldkieferöl • 2 Tropfen Weißtannenöl • 1 Tropfen Wintergrünöl

● Die ätherischen Öle auf das Zellstoff-Röllchen eines Inhalierstiftes geben (Anleitung Inhalierstift, Seite 24), zuschrauben und bei Bedarf, beispielsweise vor Schreibtischarbeiten, Prüfungen oder zum Lesen komplizierter Texte mehrmals tief einatmen. Die Rezeptur kann prima mit wechselnden Nadelölen abgewandelt werden.

Herb und strukturierend

» Frauen lassen sich gerne von süßen Düften wie beispielsweise der Vanille trösten. Doch Geschmäcker sind bekanntlich verschieden und zum Glück gibt es starke Seelenunterstützer unter den leichteren und herb duftenden ätherischen Ölen.

Vertreter

- Bergamotte *(Citrus x bergamia)*
- Petit Grain *(Citrus x aurantium)*
- Neroli *(Citrus x aurantium)*
- Zypresse *(Cupressus sempervirens)*

Inhaltsstoffe Diese Zitrusöle enthalten d-Limonen in unterschiedlichen Anteilen, doch werden sie auch durch ihre sanft entkrampfend wirksamen Ester Linalylacetat und Nerylacetat geprägt. Kleine Mengen an zitronig duftenden Monoterpenaldehyden sowie Spuren von Methylanthranilat tragen zum eher herben Duft bei. Zypressenöl besteht zu über der Hälfte aus Monoterpenen, enthält jedoch auch interessante Sesquiterpenverbindungen sowie Spuren seltener Diterpenole.

Wirkungen Der kleine, jedoch stark wirksame Anteil gebundener Anthranilsäure – dieses Molekül enthält als einer der wenigen Inhaltsstoffe in ätherischen Ölen Stickstoff – verhilft fast allen ätherischen Ölen aus Agrumen (Zitruspflanzen) zu einer ausgesprochen psychisch aufhellenden Wirkung mit erfrischenden und gleichzeitig beruhigend wirksamen Möglichkeiten. Dies überrascht nicht, wenn man weiß, dass viele Benzodiazepine, also angstlösende und beruhigend wirkende Psychopharmaka, aus Abkömmlingen dieser Säure bestehen.

Das ätherische Öl aus den Früchten und manchmal auch Zweigen der schlanken, hochwachsenden Mittelmeerzypresse gilt aufgrund der Signatur der Pflanze als Strukturgeber.

Anwendungen Bergamotteöl und Petit-Grain-Öl unterstützen bestens, wenn es darum geht, die Konzentration zu erhöhen. Auch Neroli wird gerne für Prüfungssituationen empfohlen, weil es beruhigend auf die Herzfrequenz wirkt. Diese Öle eignen sich hervorragend für Menschen, die unter depressiven Verstimmungen leiden, bei denen die Motivation zu wünschen übriglässt oder deren Welt durch schockierende Ereignisse nicht mehr dieselbe ist.

Zypressenöl hilft bei allem, was sozusagen aus den Fugen geraten ist, wo die Struktur abhandengekommen ist. Das können »ausgeleierte« Blutgefäße wie bei

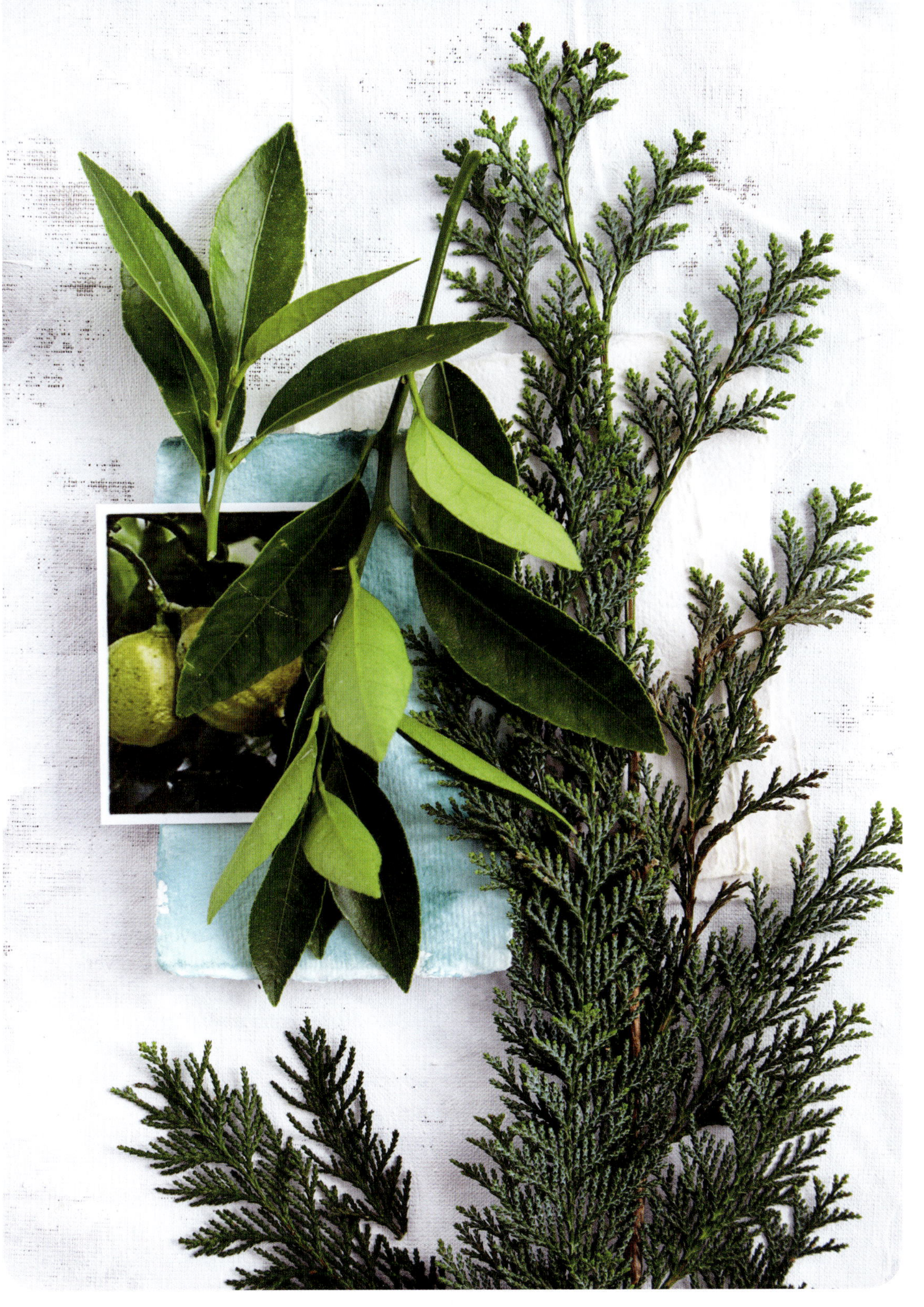

Krampfadern und Hämorrhoiden sein, Schwabbelhaut bei Cellulite, erweiterte Äderchen und Schwierigkeiten, sich auf bestimmte Arbeiten zu fokussieren. Zudem ist es ein wichtiger Vorbeuger und Unterstützer, wenn das Immunsystem »hysterisch« auf ungefährliche Substanzen reagiert, also auch etwas »aus den Fugen« geraten ist, beispielsweise bei Heuschnupfen und Hausstauballergie.

Wer je das Glück hatte, durch einen Hain von blühenden Zitrusbäumen zu wandeln, weiß, wie entspannend, inspirierend und einhüllend diese Düfte wirken können. Diese Bäume sind Kunstwerke der Natur in vielfacher Hinsicht: Sie können blühen, auch wenn sie bereits ihre wunderschönen Früchte tragen. Zudem können ätherische Öle sowohl aus den Blättern als auch aus den Blüten sowie den abgeraspelten Schalen dieser Früchte gewonnen werden. Besonders stimmungsaufhellend wirkt der herb-zitronige Duft der Bergamotte. Dieses Öl kann prima als Sicherheitsnetz dienen, wenn man das Gefühl hat, seelisch am Abstürzen zu sein. Es ist auch idealer Helfer in dunklen Zeiten, der die Stimmung deutlich anheben kann.

Zu beachten

Bergamotteöl nicht in der Sonne oder im Solarium anwenden, es erhöht die Lichtempfindlichkeit der Haut. Die drei anderen Öle dieser Gruppe sind bestens verträglich und mindestens drei Jahre haltbar.

Wem der herb-frische Bergamotteduft immer noch zu lieblich erscheint, mag sich vielleicht von den Blättern des Bitterorangenbaumes seelisch unter die Arme greifen lassen. Das Öl Petit Grain gehört zu den herbsten Duftnoten der Aromatherapie und wird gerne für Mischungen, die eher maskulin duften sollen, eingesetzt. Es ist ein wichtiger Helfer bei Trauer, Schock, depressiver Verstimmung – in allen Situationen, in denen einen das Gefühl übermannt, neben sich zu stehen.

Ganz ähnlich, vielleicht ein wenig subtiler – und dennoch tiefer – wirkt Neroli. Das ätherische Öl aus den kostbaren Blüten des Bitterorangenbaumes gilt als das Rescuemittel der Aromatherapie. Es half schon im alten Kölnisch Wasser, in Ohnmacht gefallene Damen wiederzubeleben.

Die gelbgrünen Bergamotten und oft auch die Bitterorangenbäume für das Neroliöl stammen oft aus dem ganz südlichen Italien, die schlanken Zypressen prägen dagegen in der Toskana ganze Landstriche.

Orangenbaum

10 ml Jojobaöl • 3 Tropfen Orangenöl • 2 Tropfen Petit-Grain-Öl • 1 Tropfen Neroliöl

● Auf das Vliesröllchen eines Inhalierstiftes geben (Anleitung Inhalierstift, Seite 24), bei Bedarf daran schnuppern, nach Schreck- und Schocksituationen alle paar Minuten tief davon einatmen.

Fokus-Spray

50 ml Wodka oder Korn • 15 Tropfen Zitronenöl • 5 Tropfen Petit-Grain-Öl • 5 Tropfen Cardamomöl • 3 Tropfen Rosmarinöl • 2 Tropfen Zypressenöl

● Öle und Alkohol in einer 50-ml-Braunglasflasche mit Sprühaufsatz mischen. Vor jeder Anwendung sehr gut durchschütteln. Mehrfach täglich in die Nähe des Arbeits- und Lernplatzes sprühen.

Kühl und lindernd

» Eukalyptus- und Pfefferminzöl blicken auf eine lange Karriere als Erkältungshelfer zurück. Beide sind bereits in etlichen frei verkäuflichen Medikamenten enthalten: Deren gut untersuchte Inhaltsstoffe wirken auch in ähnlich duftenden Ölen, die bei Erkältungskrankheiten wertvolle Helfer sind.

Vertreter

- Pfefferminze *(Mentha x piperita)*
- Eukalyptus *(Eucalyptus radiata* und *Eucalyptus globulus)*
- Ravintsara *(Cinnamomum camphora Ct. 1,8-Cineol)*
- Cajeput *(Melaleuca leucadendra var. cajuputi)*
- Niaouli *(Melaleuca viridiflora)*
- Myrte *(Myrtus communis)*

Inhaltsstoffe Das ätherische Öl der echten Pfefferminze enthält im Gegensatz zum meistens billigeren Japanischen Heilpflanzenöl aus der Ackerminze nur knapp 50 Prozent Menthol und ist somit verträglicher im Bereich der Schleimhäute des Hals-Nasen-Ohren-Traktes. Die anderen Öle dieser Gruppe bestehen aus hohen Anteilen von Eukalyptol (1,8-Cineol).

Wirkungen Menthol wirkt in geringer Dosierung kühlend und erfrischend. Eukalyptol wirkt sekretolytisch bei Erkältungen, verflüssigt also zähflüssigen Schleim. Außerdem reduziert es gleichzeitig Entzündungen und stimuliert sanft das Denkvormögen.

Anwendungen Diese Öle werden gerne bei grippalen Infekten und Hals-Nasen-Ohren-Problemen eingesetzt, sei es als Brust- und Rückensalben, als Inhalation und als Fußbad. Bereits Spuren von Pfefferminzöl auf einem Taschentuch geben ein freies Gefühl in der verstopften Nase, der Kopf fühl sich nicht mehr so dumpf an.

Auch wer noch nie etwas mit Aromatherapie und Aromapflege zu tun hatte, kennt vermutlich den kühlenden und schmerzlindernden Effekt von Pfefferminzöl. Vor zwei Jahrzehnten wurde an einer deutschen Schmerzklinik bei Menschen mit Spannungskopfschmerzen gezeigt und bewiesen, dass verdünntes Pfefferminzöl genauso schmerzlindernd wirkt wie zwei bekannte Schmerzmittelwirkstoffe. Es ist ganz einfach, sich einen Roll-on mit Pfefferminzöl und Trinkalkohol (Ethanol) selbst herzustellen. So kann man sich und seinen Lieben so manche Tablette bei Kopfschmerzen ersparen.

Chronischer Juckreiz kann schlimmer als Schmerzen empfunden werden, man

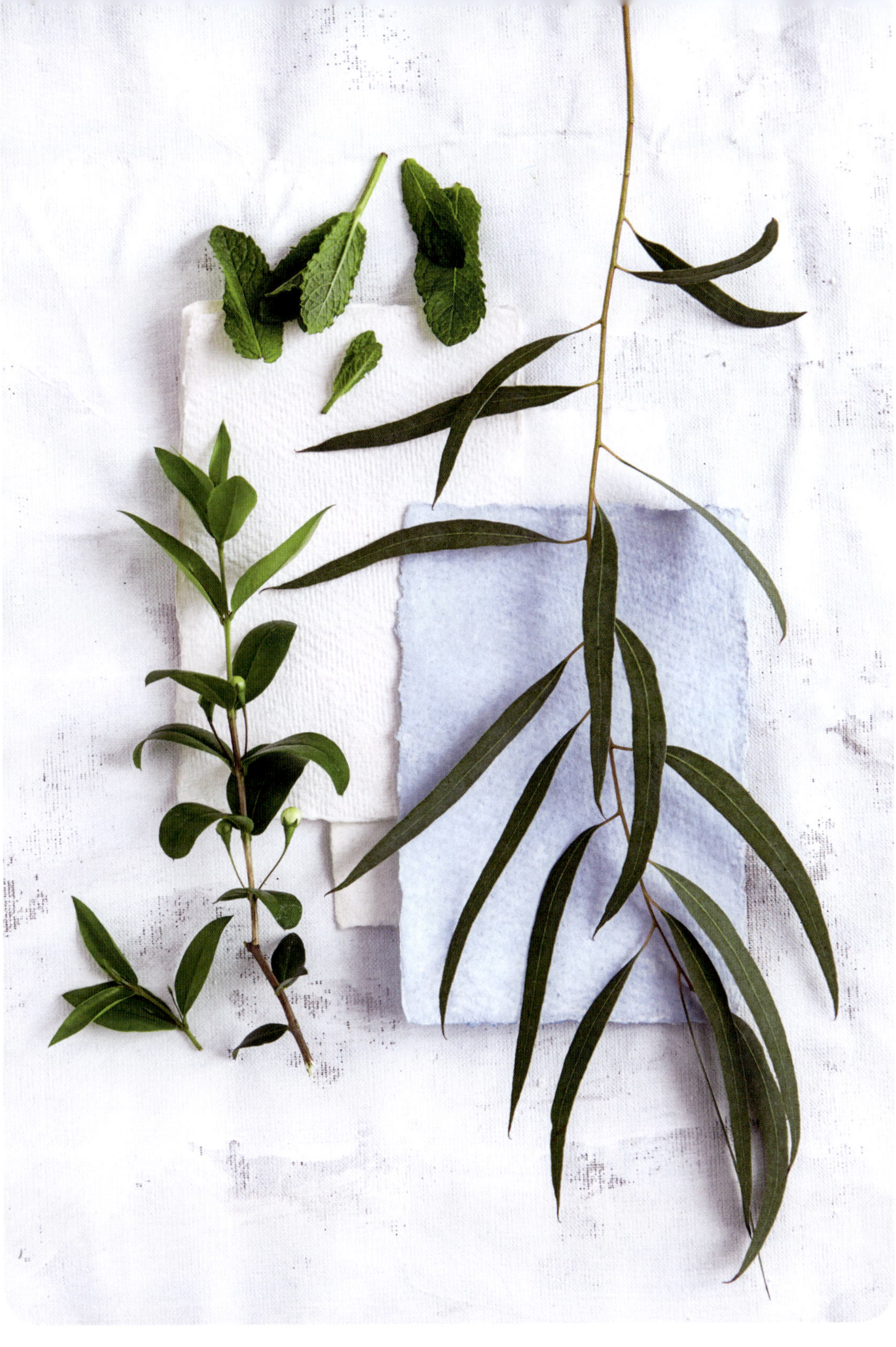

könnte aus der Haut fahren und sich blutig kratzen. Die Schulmedizin hat oft keine Antworten auf Juckreiz, doch mit Pfefferminzöl (in einer Gel-Grundlage) kann in vielen Fällen erstaunliche Linderung erzielt werden.

Eine Inhalation mit Eukalyptusöl hilft wunderbar (1 Tropfen auf eine Schüssel mit heißem Wasser). Bei Muskelschmerzen und insbesondere bei Blasenentzündungen kann es gut helfen, einen Tropfen des Öls auf einen Esslöffel Olivenöl zu geben und die schmerzenden Stellen satt damit einzureiben. Wenn man die Wahl hat, sollte man zu *Eucalyptus radiata* statt zu *Eucalyptus globulus* greifen. Letzter wird oft von dubiosen Anbietern in minderer Qualität angeboten.

Ganz ähnlich, jedoch wesentlich milder, wirken das feine Erkältungsöl aus Madagaskar namens Ravintsara sowie beide Verwandten des Eukalyptus, Cajeput und Niaouli. Sie helfen ganz empfindlichen Menschen wie kleinen Kindern und sehr alten Menschen bei Schmerzen.

Zu beachten

Bei Babys, empfindlichen Kleinkindern und schwächlichen Senioren dürfen diese Öle nicht im Nasenbereich angewendet werden. Sie werden erst ab circa dem ersten Lebensjahr eingesetzt und dann nur sehr niedrig dosiert für Rücken- und Fußeinreibungen verwendet. Pfefferminzöl sollte vor dem Schulkindalter tabu sein.

Niaouliöl hat neben diesen Wirkungen noch eine bemerkenswerte Eigenschaft: Es kann Verbrennungen, die fast immer durch die Bestrahlungstherapie bei Krebserkrankungen entstehen, verhindern oder deutlich reduzieren. Seit über 20 Jahren empfehlen Krankenpflegefachleute Mischungen mit diesem Öl als Verbrennungsprophylaxe.

Myrte ist ein typischer Mittelmeerstrauch, dessen Zweige entweder sofort nach der Ernte destilliert werden können (»Myrte türkisch«) oder erst kurz getrocknet werden und dann in die Destille wandern (»Myrte nordafrikanisch« oder »Myrte rot«). Letzteres ist das perfekte Öl für erkältete Kleinkinder und für schwächliche Senioren mit Bronchitis, da es neben der befreienden, sanft sekretlösenden Wirkung beruhigend und auch schlaffördernd wirkt.

Seit gut zwei Jahrzehnten gibt es Erkältungskapseln, die nur mit dem Hauptinhaltsstoff dieser Pflanzen gefüllt sind. Sie helfen bei Erkältungen und Nasennebenhöhlenentzündungen (Sinusitis).

Ohrenwohl-Öl

10 ml Johanniskrautöl • 2 Tropfen Cajeputöl • 2 Tropfen Lorbeeröl

- In einem 10-ml-Braunglasfläschchen gut mischen, bei Bedarf alle 10 Minuten hinter die Ohrmuscheln einreiben. Oder etwas auf ein Stückchen Watte geben und sanft an den Ohreingang legen, warm abdecken (Mütze, Schal).

Brustbalsam

20 g natives Kokosfett • 10 g Sheabutter • 5 Tropfen Eukalyptus radiata Öl • 5 Tropfen Ravintsaraöl • 5 Tropfen Thymianöl Ct. Linalool • 3 Tropfen Myrtenöl

- Beide Fette vorsichtig auf der Heizung oder in einem Wasserbad schmelzen, gut vermischen.

- Die ätherischen Öle dazugeben, in ein Salben- oder Cremedöschen abfüllen und fest werden lassen.

- Mehrmals täglich Brust und Rücken damit einreiben.

Tipp Bei Bronchitis sind auch Fußeinreibungen hilfreich und selbst die Nasenumgebung kann diesen Balsam sehr schätzen

Traumhaft und entspannend

» Diese Düfte können uns sanft in die Kissen schweben lassen und aus verstörenden Erlebnissen befreien. Sie verströmen meistens ein warmes, fruchtiges und irgendwie vertrautes Aroma. Beruhigende Lavendelkissen befanden sich bereits auf Omas Nachttischchen.

Vertreter

- Lavendel *(Lavandula angustifolia)*
- Lavandin *(Lavandula x intermedia Super)*
- Bergamotteminze *(Mentha x citrata)*
- Kamille (römisch) *(Chamaemelum nobile)*
- Bitterorange *(Citrus x aurantium)*
- Orange, Apfelsine *(Citrus sinensis)*
- Grapefruit *(Citrus paradisi)*
- Zitronenmelisse *(Melissa officinalis)*

Inhaltsstoffe In dieser Gruppe von sehr beliebten Düften bestimmen Monoterpenester die entspannende Wirkung. In Zitrusölen sind es nur kleine Anteile, diese sind allerdings durch den Stickstoff im Molekül besonders stark wirksam. In allen anderen Ölen – bis auf Melisse – hilft uns die hohe Menge an Estern, das Gedankengeplapper loszulassen und wieder in die Ruhe zu kommen. Zitronenmelissenöl schafft es in seiner Gesamtzusammensetzung und durch die 30 bis 50 Prozent an Sesquiterpenen (je nach Erntezeitpunkt), uns zu erden und zu beruhigen.

Wirkungen Diese ätherischen Öle helfen bei Stress, Überforderung, Schlafproblemen, sorgenvollen Gedanken und depressiven Verstimmungen. Sie sind Seelenschmeichler.

Anwendungen Idealerweise arbeiten wir diese Öle in eine wohltuende Massagemischung ein. In einem Körperöl tun sie vor dem Einschlafen gut. In einem Inhalierstift können sie uns im Alltag begleiten, wenn das Loslassen schwerfällt.

Lavendel ist ähnlich wie Rosenöl ein sehr komplexes Gemisch aus vielen Inhaltsstoffen, sodass dieses Öl in keiner Hausapotheke fehlen sollte, denn es hilft bei Wunden, Stößen und bei allerlei körperlichen Schmerzen. Dazu ist es der perfekte Begleiter bei der Verarbeitung von Ängsten, Traumata und Spannungssituationen sowie den darauffolgenden Unruhezuständen.

Die Wirkweise von Lavendelöl wird seit circa dreißig Jahren gut erforscht. Aus diesen Erkenntnissen wurde ein in jeder deutschen Apotheke erhältliches Präparat

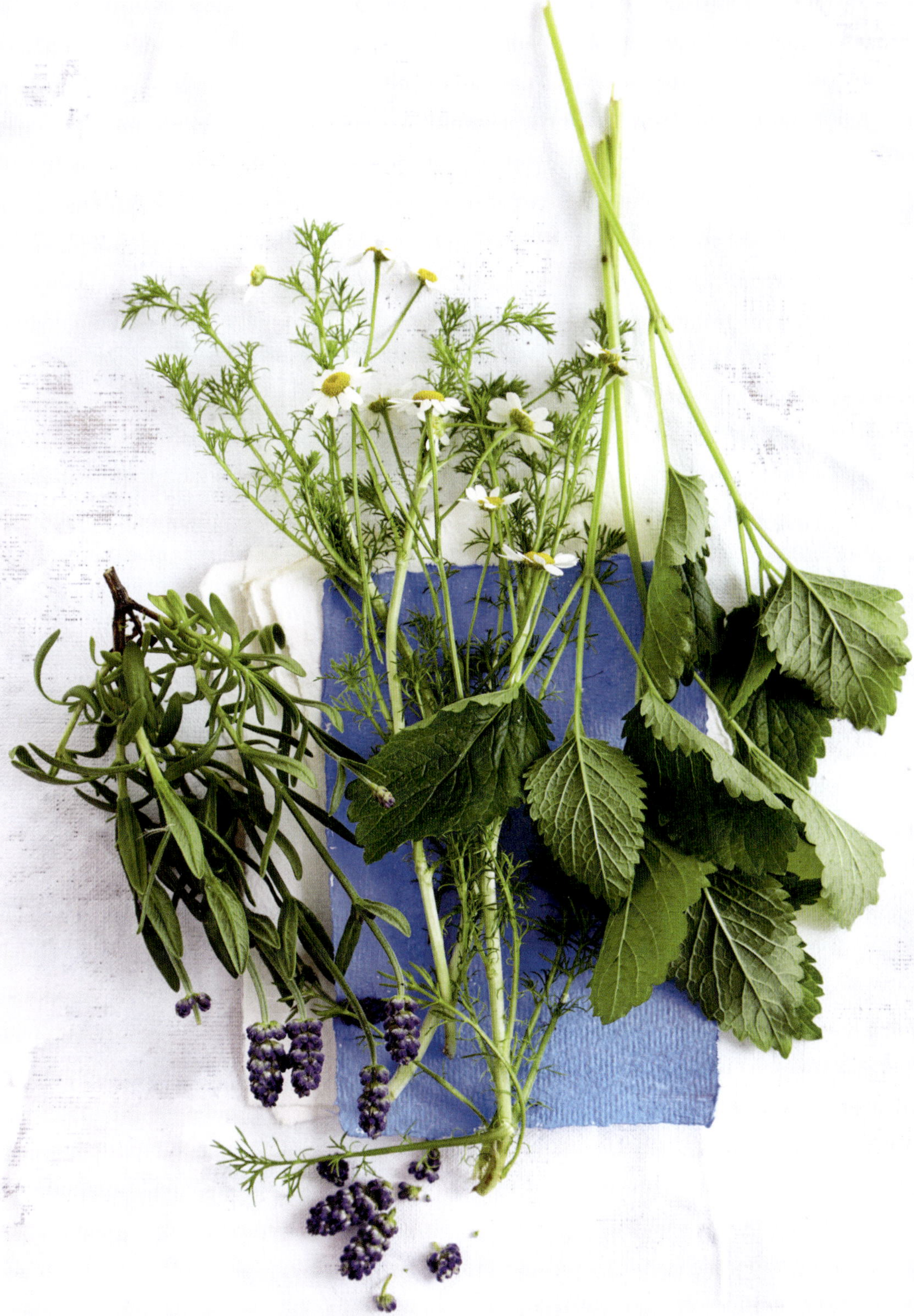

entwickelt, das ich gerne Menschen empfehle, die an Schlafstörungen leiden oder an einem negativen seelischen Erlebnis »knabbern«. Nicht so bekannt ist der Duft der Römischen Kamille, der an Gummibärchen erinnert und aufgrund von ganz besonderen Estermolekülen beim Loslassen helfen kann. So ist dieses Öl einer der besten Helfer, wenn Ängste den Tag und die Nacht überschatten.

Der »große Bruder« des Lavendels namens Lavandin entstand durch unterschiedliche Kreuzungen aus echten Lavendelpflanzen und Stauden des Speiklavendels, sodass sein Öl je nach genetischer Ausstattung und Preis stark beruhigend wirken kann.

Bei manchen Menschen stößt jede Art von Lavendelduft eher auf Ablehnung. Sie finden jedoch oft das ähnlich und doch ganz anders duftende Öl aus den Blättern der Bergamotteminze wunderbar.

Zu beachten

Für diese gerne genommenen Düfte gibt es keine Einschränkungen. Melissenöl ist relativ teuer. Es ist jedoch in bereits verdünnter Form erhältlich. Man behandelt das Öl dann trotzdem wie ein unverdünntes Öl, nimmt also immer nur ganz wenige Tropfen davon in eine Zubereitung.

Es wird fast genauso wie Lavendel eingesetzt.

Zitronenmelisse kann sich zwar in einem Garten, in dem sie sich wohlfühlt, zum »Unkraut« entwickeln, das echte ätherische Öl gehört jedoch zum Teuersten, was die Aromatherapie zu bieten hat. Darum enthalten fast alle angeblichen »Melisse«-Produkte billiges indisches Citronellaöl, das ähnlich duftet, jedoch nicht die vielfältigen Inhaltsstoffe des zart zitronig duftenden europäischen Heilkrautes enthält. Das echte Öl aus den Blättchen der Zitronenmelisse ist ein wundervoller Helfer zum Beruhigen, insbesondere wenn Stress auf das Herz schlägt, wenn der Herz- und Lebens-Rhythmus aus den Fugen geraten ist. Auch bei viralen Erkrankungen von Lippenherpes über Gürtelrose und Windpocken möchten wir dieses wertvolle Öl nicht missen.

Perfekt ergänzend und abrundend zu diesen eher krautigen Düften sind die preiswerten Öle, die aus den Schalen von Orangen und Grapefruits gewonnen werden. Ich nenne Grapefruitöl oft das »Smiley-Öl«, da es, wie auch alle anderen Zitrusschalenöle, winzige Anteile eines Inhaltsstoffes mit dem kompliziert klingenden Namen N-Methylanthranilat enthält. Dieser verfügt über eine stark regulierende Wirkung auf den Stoffwechsel von Nervenbotenstoffen – und er verführt zum Lächeln.

Kopfkissenspray

25 ml Orangenblütenhydrolat • 25 ml Wodka oder Korn • 15 Tropfen Bergamotteminzeöl • 10 Tropfen Lavendel oder Rosengeranienöl • 2 Tropfen Kamillenöl (römisch) • 2 Tropfen Vetiveröl

● Öle und Alkohol in einer 50-ml-Braunglasflasche mit Sprühaufsatz mischen. Vor jeder Anwendung sehr gut durchschütteln. 15 Minuten vor dem Zubettgehen auf das Kopfkissen oder auf ein Stofftuch sprühen. Auch etwas auf das Decolleté sprühen.

Holzhammer-Fußbad

3 Esslöffel Meersalz • 2 Tropfen Grapefruitölöl • 1 Tropfen Lavendelöl • 1 Tropfen Vetiveröl

● Öle und Salz gut verschütteln (am besten in einem Schraubglas), in einer Schüssel mit circa 5 Liter sehr warmem Wasser geben, umrühren. 30 bis 60 Minuten vor dem Zubettgehen die Füße darin für circa 10 Minuten baden, gerne beim Fernsehen oder Lesen. Danach gut abtrocknen.

Tipp Die Schüssel kann anschließend noch das Schlafzimmer beduften, am nächsten Morgen können Pflanzen mit dem Wasser gegossen werden.

Krautig und anregend

» In manchen Lebenssituationen würde man am liebsten den naturheilkundlichen »Abschleppdienst« rufen. Einige Öle aus uns wohl bekannten Küchenkräutern beleben sowohl den Kreislauf als auch die Durchblutung, dazu können sie uns mit ihrer Antibiotika-ähnlichen Wirkung auf die Beine helfen.

Vertreter

- Rosmarin *(Rosmarinus officinalis)*
- Salbei *(Salvia officinalis)*
- Thymian *(Thymus vulgaris Chemotyp Thymol)*
- Bohnenkraut *(Satureja montana)*
- Oregano *(Origanum vulgare)*

Inhaltsstoffe Rosmarinöl und Salbeiöl enthalten je nach Herkunft einen ordentlichen Anteil von Monoterpenketonen, die das Nervensystem anfeuern können. Die anderen Öle haben auch je nach Herkunft einen großen Anteil von Phenolen, deren Geruch an manche Desinfektionsmittel erinnert.

Wirkungen Diese ätherischen Öle von Pflanzen aus der Familie der Lippenblütengewächse wirken alle auf ihre Art anregend. Rosmarin- und Salbeiöl regen den Kreislauf und das Denkvermögen an, darum sind diese Öle nicht für Kinder geeignet. Thymian-, Bohnenkraut- und Oreganoöl gehören zu den stärksten Antiseptika, die wir in der Naturheilkunde zur Verfügung haben. Sie wirken vortrefflich gegen Bakterien und Pilze. Zudem wirken sie extrem durchblutungsfördernd.

Anwendungen Rosmarinöl eignet sich für kreislaufanregende Waschungen und für konzentrationsfördernde Raumsprays. Salbeiöl, insbesondere, wenn die thujonarme Version zur Verfügung steht, ist ein nahezu universell einsetzbarer Duft. Besonders gerne wird es zur Mundpflege und zum Gurgeln bei Halsschmerzen eingesetzt. Thymian-, Bohnenkraut- und Oreganoöl eignen sich in winzigen Dosierungen zur Beseitigung von besonders aggressiven und widerstandsfähigen (Krankenhaus-)Keimen sowie zur Desinfektion von Flächen in Krankenzimmern.

Manche Düfte erinnern an die »gute alte Zeit«, an verzauberte Kräutergärten und an altmodische Apotheken. Sie stimulieren den müden Körper, klären Gedankengänge. Sie unterstützen der Körper im Abwehrkampf gegen Mikroorganismen und geben auch Kraft nach Krankheit.

Salbei und Rosmarin enthalten je nach Herkunft unterschiedliche Mengen an

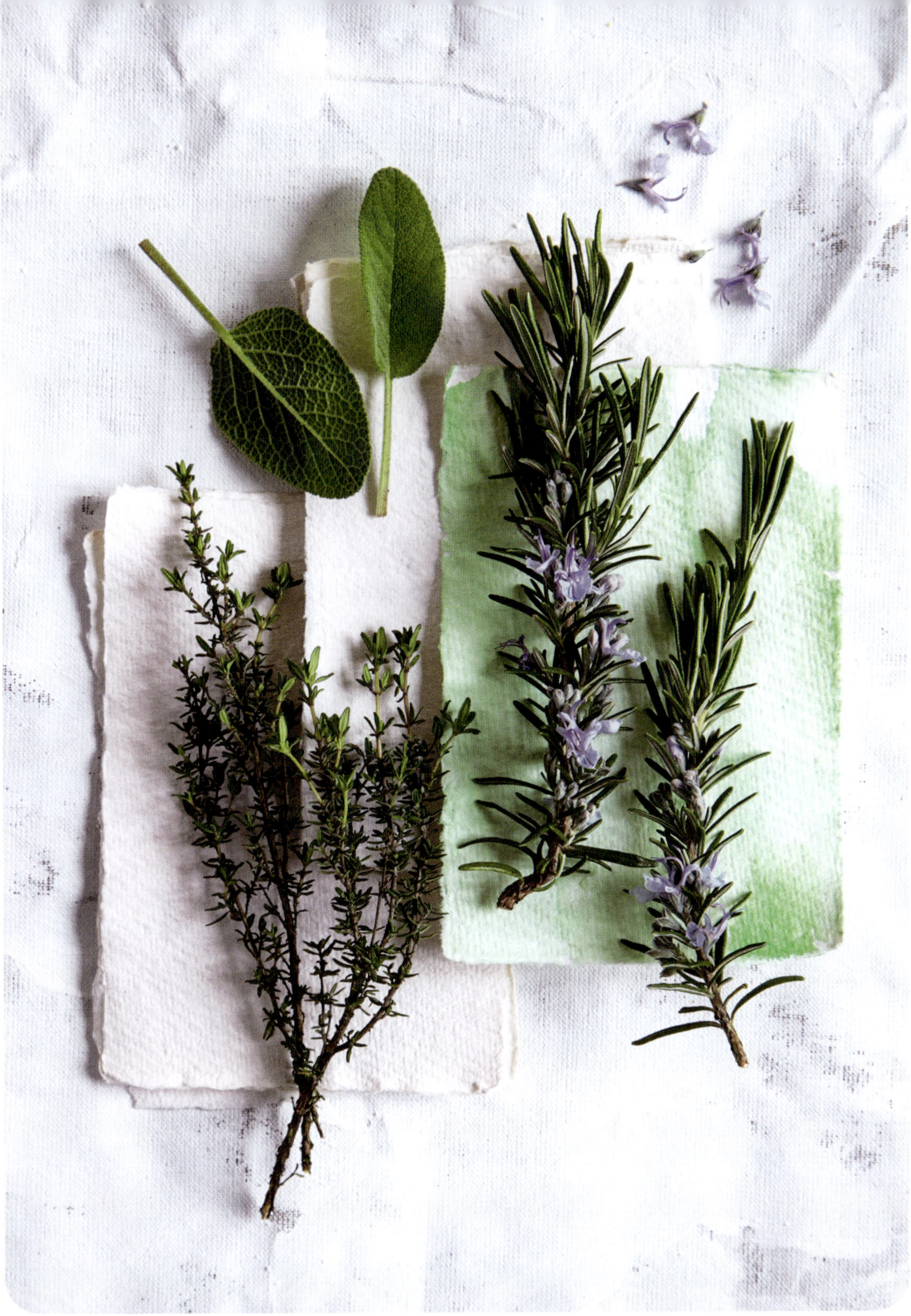

Kampfer. Dieser Stoff wurde in alten Zeiten als Riechsalz angewendet. Bei Frauen, die durch abschnürende Korsetts und den dadurch hervorgerufenen Sauerstoffmangel regelmäßig in Ohnmacht fielen, erwachten mithilfe von Kampfer die Lebensgeister wieder.

In Salbeiöl befindet sich zusätzlich der »Gehirndünger« Thujon. Dieser Stoff wirkt nachweislich genauso wie die modernen Alzheimer-Medikamente. Man kann es auch andersherum betrachten: Die Medikamente basieren auf demselben Prinzip, das die Natur »erfunden« hat. Seit über hundert Jahren wird in der Nähe von Dresden Salbei angebaut. Das ätherische Öl gehört also bereits sehr lange zur mitteleuropäischen Kräutermedizin und wirkt ähnlich vielseitig wie Lavendelöl. Vorausgesetzt, die Qualität ist gut geprüft und es ist nicht übermäßig viel Thujon enthalten. Denn in geringer Menge wirkt dieses Molekül neurotonisch, also konzentrationsfördernd, bei übertriebener und hoch dosierter Anwendung wirkt es neurotoxisch, also giftig auf das Nervensystem. Bei diesem Öl gilt nicht nur, dass die Dosis einen Buchstaben der Wirkung verändert, sondern »die Dosis macht das Gift«, wie der alte Paracelsus (1493–1541) schon sagte. Bei kleinen Kindern, Menschen mit Krampfleiden und Tieren sollte es also nicht oder nur durch gut geschulte Menschen angewendet werden.

Zu beachten

Rosmarin- und Salbeiöl sind nicht für Kinder geeignet. Thymian-, Bohnenkraut- und Oreganoöl können auch die robusteste Haut reizen, sodass sie immer nur stark verdünnt eingesetzt werden dürfen. Bei Kindern und Menschen mit empfindlicher, dünner Haut sollten sie nur von Fachleuten eingesetzt werden. Das gleiche gilt für den Einsatz im Bereich der Schleimhäute.

Von Thymian gibt es je nach Standort – auf Meereshöhe oder auf einem Berg – sechs bis sieben unterschiedlich verträgliche und wirksame ätherische Öle. Man spricht von Chemotypen. Zwei davon können in der Naturheilkunde wie Antibiotika eingesetzt werden, sie töten nachweislich viele unterschiedliche Bakterien- und Pilzarten (Chemotyp Thymol und Chemotyp Carvacrol). Diese Thymianöle sollten ebenso wie die sehr ähnlich starken Öle aus Bohnenkraut und Oregano nicht von ungeschulten Menschen an Kindern angewendet werden.

Gehirn-Aktivierungsspray

25 ml Wodka oder Korn • 25 ml Rosmarinhydrolat • 10 Tropfen Rosmarinöl • 10 Tropfen Limettenöl (auch Zitrone oder Zedrat) • 5 Tropfen Salbeiöl (thujonarm) • 5 Tropfen Thymianöl Ct. Thymol

- Alkohol und Hydrolat in einer 50-ml-Braunglasflasche mit Sprühaufsatz gut verschütteln, die ätherischen Öle hinzufügen und gut mischen (Anleitung Raumspray, Seite 23).

- Vor jeder Anwendung sehr gut durchschütteln. Mehrfach täglich in der Nähe der betroffenen Person in die Luft versprühen.

Tipp Dieses Spray lässt sich auch »Kragenspray« einsetzen, sodass etwas davon auf die Haut kommt (Gesicht, Hals, Decolleté) und etwas davon eingeatmet wird.

Rundumschutz-Inhalierstift

2 Tropfen Lemongrassöl • 2 Tropfen Salbeiöl (thujonarm) • 1 Tropfen Thymianöl Ct. Thymol • 1 Tropfen Gewürznelkenöl

- Die ätherischen Öle auf das Zellstoff-Röllchen eines Inhalierstiftes geben (Anleitung Inhalierstift, Seite 24), zuschrauben und sobald man sich länger in einer Klinik oder einem Pflegeheimbereich aufhält, regelmäßig mehrfach tief einatmen.

- Der Stift kann auch immer wieder für 10 Minuten geöffnet auf das Kopfkissen gelegt werden.

Reinigend und klärend

» Bakteriologen und auch Politiker wissen inzwischen, dass die Allzweckwaffe Antibiotikum bei bakteriellen Infektionen an ihre Grenzen stößt. Viele Menschen sterben an antibiotikaresistenten Keimen. Einige ätherische Öle sind diesbezüglich bereits gut untersucht und ihr Einsatz somit sinnvoll.

Vertreter

- Teebaum *(Melaleuca alternifolia)*
- Manuka *(Leptospermum scoparium)*
- Thymian *(Thymus vulgaris Chemotyp Linalool)*
- Wacholderbeere *(Juniperus communis)*

Inhaltsstoffe Diese ätherischen Öle desinfizieren mit sanfteren Gerüchen als die Öle der vorigen Gruppe, jedes durch ein einzigartiges Gemisch an Molekülen. Bei Teebaum, Thymian und Wacholder könnte man die Monoterpenole für die keimwidrige Wirkung mit verantwortlich machen, doch das wäre zu kausal gedacht. Warum Wacholderöl so reinigend und klärend auf viele Menschen wirkt, kann bisher nicht wissenschaftlich nachvollzogen werden. Manukaöl ist (genau wie Manukahonig) ein kleines antiseptisch wirkendes Wunder der Natur. Es enthält keimtötend wirksame Triketone, die sonst in noch keinem anderen ätherischen Öl gefunden wurden.

Wirkungen Teebaum-, Manuka- und Thymianöl Ct. Linalool wirken stark lokal keimwidrig, insbesondere aus der Haut. Sie sind sehr hautverträglich. Wacholderbeerenöl wirkt eher desinfizierend auf die Raumluft und klärt auch den mehr energetischen Bereich eines durch Krankheit belasteten Zimmers.

Anwendungen Teebaum-, Manuka- und Thymianöl Ct. Linalool eignen sich hervorragend für infizierte Wunden und Operationsnarben sowie zum Inhalieren bei Erkältungskrankheiten. Wacholderbeeröl ist in Schmerzmischungen hoch wirksam.

Da die einstige Wundermedizin »Breitbandantibiotikum« so extrem eingesetzt wurde und sich mittlerweile auch in Fleisch-, Fisch- und Milchprodukten befindet, dazu auch bei Bagatellinfektionen und sogar bei viralen Infekten verordnet wurde und noch wird, hatten Bakterien ausreichend Zeit und Möglichkeiten, diese Mittel sozusagen zu studieren. So haben sich resistente Bakterien entwickelt, gegen die die einstigen Wundermittel nicht mehr wirksam sind.

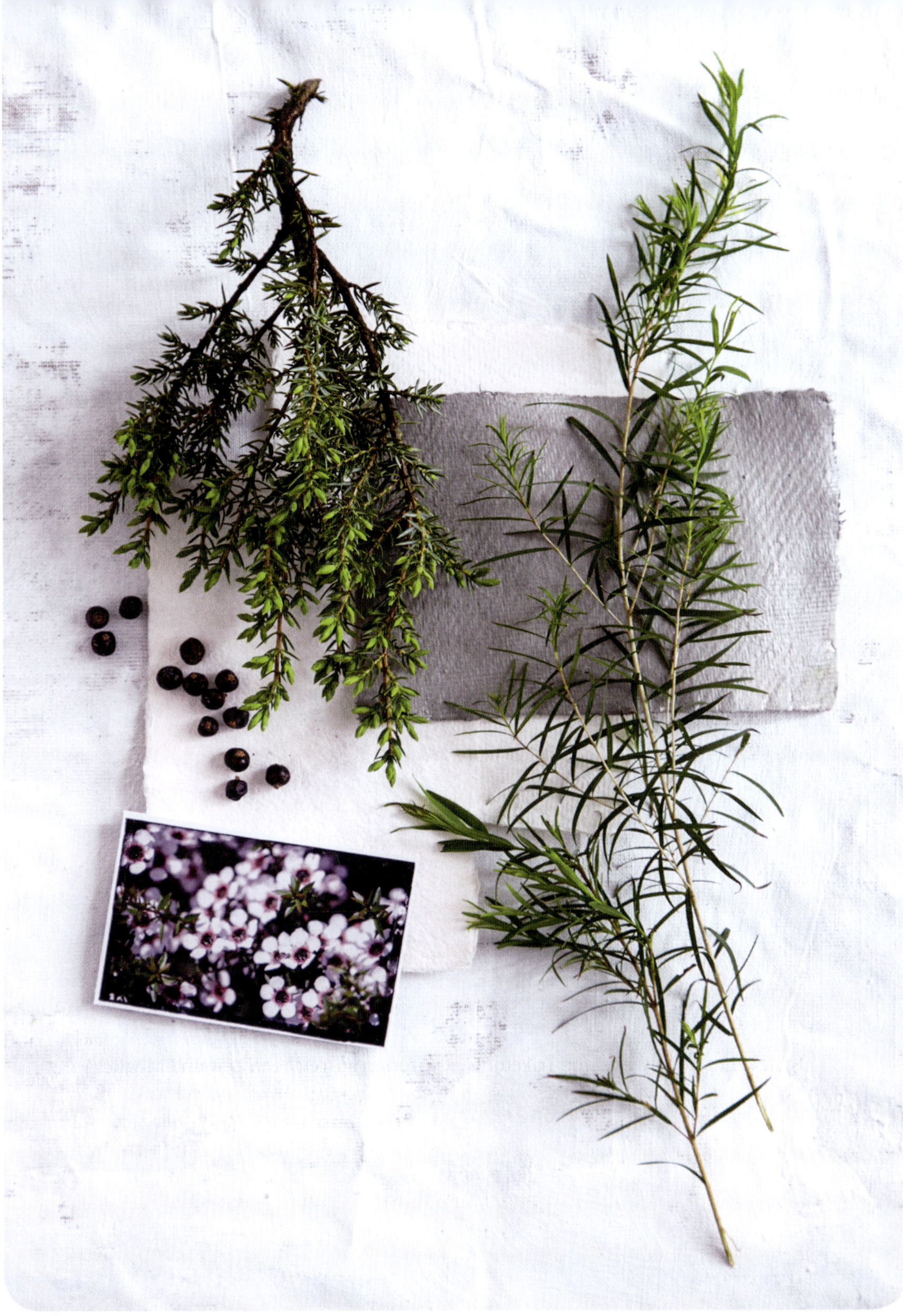

Viele ätherische Öle könnten Abhilfe schaffen, denn sie besitzen Inhaltsstoffe, welche die Zellmembran von Bakterien sozusagen aufweichen können, sodass Antibiotika wieder (besser) wirken können. Sie können begleitend oder alleine bei jeder Form von Infektion auf unterschiedliche Arten eingesetzt werden. Die Öle machen es sowohl vielen Bakterienarten als auch Pilzen und sogar Viren schwer, sich zu vermehren und noch mehr Schaden anzurichten. Sie sollten bereits vor einem Klinikbesuch angewendet werden und, wenn möglich, so schnell wie möglich nach einem chirurgischen Eingriff, damit die Keime sich nicht in den Wunden ausbreiten.

Neueste Forschungen zeigen zudem noch einen sehr spannenden Mechanismus von etlichen ätherischen Ölen: Sie wirken wie ein »Störfunk« auf das Schwarmverhalten von Keimen. Es konnte nachgewiesen werden, dass Bakterien mithilfe chemischer Moleküle kommunizieren.

Zu beachten

Angebrochenes Teebaumöl muss kühl (aber nicht kalt) gelagert werden und innerhalb eines Jahres verbraucht werden, sonst kann das Öl hautreizend werden. Wacholderbeerenöl hält etwa zwei Jahre. Bei sachgemäßer Anwendung gibt es keine Einschränkungen.

Sie müssen sich sozusagen »absprechen«, um ein Lebewesen zu infizieren. Einige der für uns angenehm duftenden Moleküle schwächen nachweislich die Kampfkraft der Mikroorganismen. Das Immunsystem des kranken Körpers gewinnt Zeit, sich effektiver zu schützen. Darum ist es immer gut, bei bevorstehenden Menschenansammlungen, Arztbesuchen und geplanten Klinikeinweisungen ein Öl oder gar eine Mischung von Ölen einzusetzen.

Wer für Abwechslung sorgen möchte, kann zu einem der milden Thymianöle greifen. Thymian Chemotyp Linalool ist einer der besten Helfer für empfindliche Menschen, die an einer Infektion leiden. Kinder, sehr kranke und sehr alte Menschen und sogar Tiere kann es gut unterstützen. Thymianöle mit den Chemotypen Geraniol und Thujanol – sie sind selten erhältlich und kostspieliger – helfen auch effektiv und sind dennoch sanft zu Haut und Schleimhaut.

Für die seelische »Reinigung«, zum Ablegen von psychischen Altlasten und zum Schutz vor Dingen, die einen belasten könnten, wird gerne das ätherische Öl aus den Wacholderbeeren eingesetzt. Es wirkt nicht besonders keimabwehrend, doch es kann wie ein wertvoller Schutzschild wirken, wenn sich jemand krankmachenden Situationen ausgeliefert fühlt.

Antibakterielles Raumspray

25 ml Wodka oder Korn • 25 ml Teebaumhydrolat • 10 Tropfen Thymianöl Ct. Linalool • 10 Tropfen Zitronenmyrtenöl • 5 Tropfen Manukaöl • 5 Tropfen Teebaumöl

- Alkohol und Hydrolat in einer 50-ml-Braunglasflasche mit Sprühaufsatz gut verschütteln, die ätherischen Öle hinzufügen und gut mischen.
- Vor jeder Anwendung sehr gut durchschütteln. Mehrfach täglich in der Umgebung sprühen.

Energiereinigung

2 Tropfen Wacholderbeerenöl • 2 Tropfen Sandelholzöl

- Auf einen Duftstein aus Gips geben oder auf eine Kompresse (Papiertaschentuch, Papierserviette) geben und diese auf den Nachttisch legen oder am Bett befestigen.

Aromatisch und lockernd

» In Phasen von Kummer, nach Schocks und in Trauerzeiten können durch die Anspannung körperliche Schmerzen entstehen. Nicht jeder mag in solchen Fällen die oft eingesetzten süßen Düfte. Die Öle einiger bekannter Küchen- und Teekräuter können stattdessen zu wertvollen Begleitern und Tröstern werden.

Vertreter

- Basilkum *(Ocimum basilicum)*
- Fenchel *(Foeniculum vulgare)*
- Anis *(Pimpinella anisum und Illicium verum)*
- Muskatellersalbei *(Salvia sclarea)*
- Majoran *(Origanum majorana)*
- Kamille *(Matricaria recutita)*
- Schafgarbe *(Achillea millefolium)*

Inhaltsstoffe Basilikum-, Fenchel- und Anisöl enthalten Phenylderivate, die eine stark krampflösende Wirkung haben. Diese kommen nur in wenigen anderen Ölen vor und erinnern im Duft an Lakritz und Anisschnaps. Muskatellersalbei besteht zu 75 Prozent aus stark entkrampfend wirksamen Monoterpenestern, bei Majoranöl dominieren Monoterpene und Monoterpenole zu gleichen Anteilen. Kamillenöl ist ein perfekter Cocktail aus vielen unterschiedlichen Inhaltsstoffen, die von Sesquiterpenen dominiert werden.

Wirkungen Alle Öle dieser Gruppe wirken stark entkrampfend und spannungslösend.

Anwendungen Diese Öle eignen sich hervorragend, um körperliche und seelische Spannungszustände zu lösen und bei depressiven Verstimmungen Erleichterung zu bringen. Sie verschaffen auch Linderung bei Blähungen, wenn also der Bauch zum Zerreißen angespannt ist.

Eine Spur Basilikumöl verstärkt viele entspannend wirkende Mischungen. Dieses Öl mit dem typischen, etwas krautigen und leicht gewürznelken-artigen Duft ist ein verblüffender Lockermacher, wenn das Gedankenkarussel nicht zu bremsen ist. Fenchelöl ist sehr ähnlich zusammengesetzt, duftet aber ganz anders. Viele kennen es von den Fencheltees für Babys. Gerade, wenn einem Stress, Wut und Traurigkeit auf den Magen (oder Darm) schlagen, sind diese beiden Öle gute Helfer. Auch Anisöl kann ähnlich eingesetzt werden. Es sorgt bei Erwachsenen für ein intensiveres Traumgeschehen, sollte bei Kindern jedoch nur von geschulten Aromaexperten eingesetzt werden. Diese Öle und Kombinationen daraus lassen nicht die Traurigkeit verschwinden, doch sie

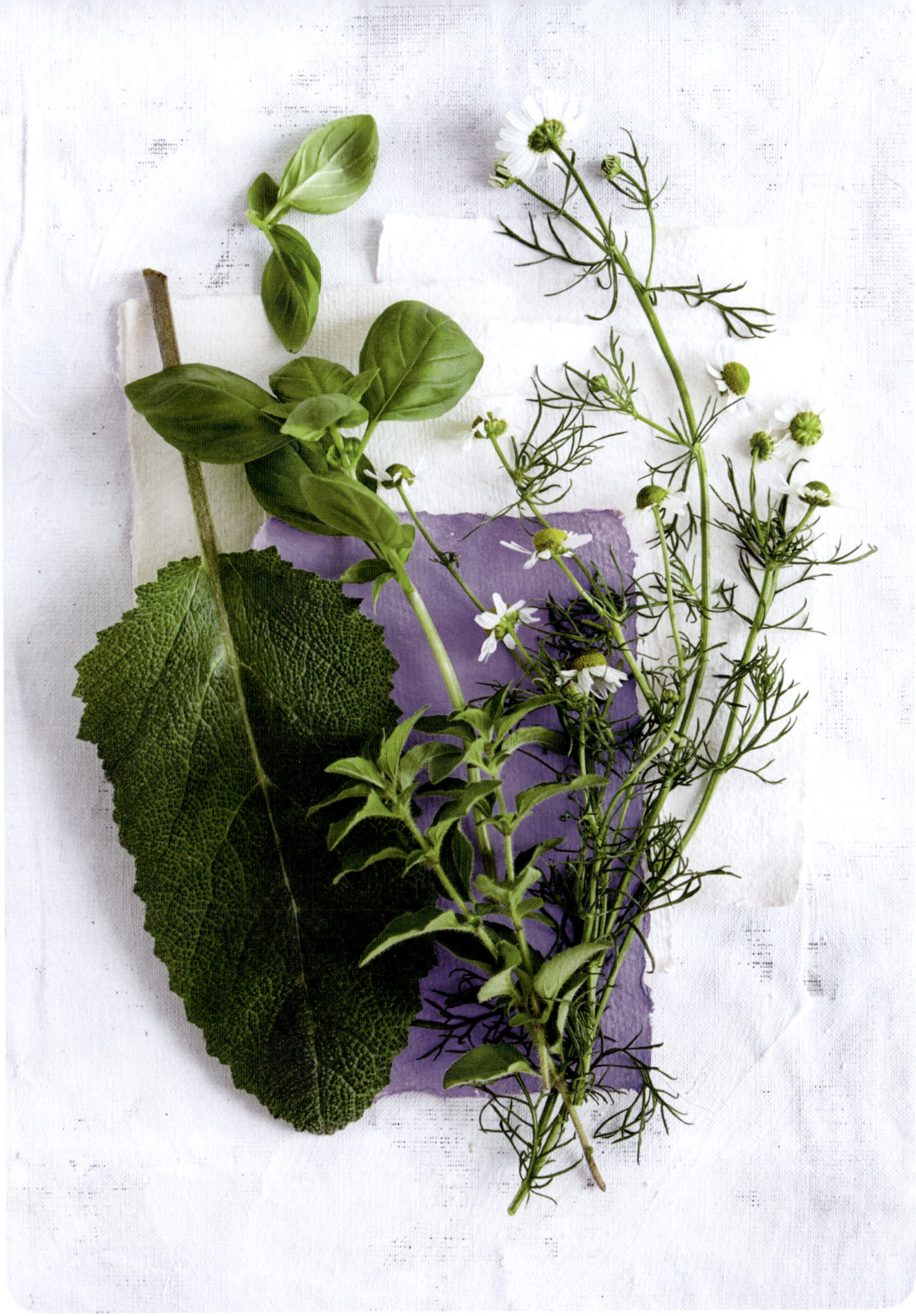

können helfen, diese Themen besser zu bewältigen.

Ähnlich lösend wirkt das ätherische Öl des Muskatellersalbeis, insbesondere, wenn Frauen regelmäßig von seelischen Schieflagen geplagt werden und depressive Tage sowie Bauchkrämpfe drohen. Ein Hauch dieses Öles kann beim Loslassen unterstützen. Allerdings kann der Duft je nach Verarbeitung von krautig-blumig bis miefig-schweißig ausfallen, frau sollte also vor dem Kauf an Muskatellersalbeiölen von möglichst verschiedenen Anbietern schnuppern.

Majoran kennen fast alle Menschen von der Kartoffelsuppe oder als wichtiges Wurstgewürz. Als ätherisches Öl ist es eines der wichtigsten Mittel bei Krämpfen, insbesondere bei Wadenkrämpfen. Auch bei muskulären Problemen hat es sich sehr bewährt, denn weniger verkrampftes Gewebe bedeutet weniger Schmerzen. Bei guter Qualität ist es so mild, dass es bei nächtlichen Wadenkrämpfen unverdünnt auf die schmerzende Wade gegeben werden kann. Allerdings unter der Voraussetzung, dass der Arzt gefährdende Ursachen ausschließen konnte.

Majoranöl ist zudem so mild, dass es gerne in Schnupfensalben für verstopfte Näschen von Babys oder sehr empfindlichen Menschen verarbeitet wird. Es kann wahre Wunder bewirken, wenn schwangere Frauen von vorzeitigen Wehen geplagt werden. Von naturheilkundlich bewanderten Gynäkologen und Hebammen eingesetzt, kann es Frauen vor Hormoninfusionen bewahren.

Der heuartige Duft der deutschen Kamille weckt bei sehr vielen Personen Assoziationen an kranke Tage, ähnlich wie der Duft des Scharfgarbenöls. Für manche Menschen wird dadurch ein Gefühl von Umsorgtsein und Geborgenheit geweckt, andere erinnern sich an Ärzte, Spritzen und Schmerzen. Wenn dieses tiefblaue und nicht preiswerte ätherische Öl akzeptiert werden kann, ist es eines der besten Helfer bei jeder Art von Entzündungen, mit oder ohne begleitende Schmerzen, und bei seelischen Achterbahnfahrten. Auch Erwachsene fühlen sich bisweilen wie das zahnende Kind, das einerseits krabbeln lernt und sich von der Mutter entfernen möchte, andererseits dann doch den Mut verliert und schnell wieder in die schützenden Arme zurückhuscht. Dann hilft die schützende und mütterlich beruhigende Kraft der Kamille.

Zu beachten

Basilikum-, Fenchel- und Anisöl werden nur sehr niedrig dosiert, weil die Wirkung ebenso stark wie der Duft ist. Bei sachgemäßer Anwendung sind diese Öle bestens verträglich.

Loslassen-Balsam

20 g Kokosfett • 10 ml Sesamöl • 10 Tropfen Mandarinenöl • 1 Tropfen Basilikumöl • 1 Tropfen Fenchelöl • 1 Tropfen Majoranöl • 1 Tropfen Muskatellersalbeiöl

• Beide Fette vorsichtig auf der Heizung oder in einem Wasserbad schmelzen, gut vermischen, die ätherischen Öle dazugeben, in ein 30-ml-Salben- oder Cremedöschen abfüllen, fest werden lassen.

Anti-Stress-Roll-on

10 ml Jojobaöl • 4 Tropfen Orangenöl • 1 Tropfen Petit-Grain-Öl • 1 Tropfen Basilikumöl

• Alle Öle in einem Roll-on gut mischen (Anleitung Roll-on, Seite 25) mehrmals täglich auf die Handgelenke (Puls) geben, ein paar Tupfer am Naseneingang einatmen. Auch die Füße sind vor dem Schlafengehen für kleine Dufteinreibungen dankbar!

Wichtig Bitte beachten Sie, dass dieses Produkt nur von einer Person verwendet, also nicht weitergegeben wird, denn durch das Auftragen und Rollen kommen Hautschüppchen in den Roll-on.

Blumig und zärtlich

» Manche Frauen sehnen sich nach schweren Krankheiten und verstümmelnden Eingriffen zu mehr Weiblichkeit. Manche Männer spüren, dass ihnen etwas mehr Weichheit und Einfühlungsvermögen guttäten. Rosige Düfte gibt es in soften und betörenden Varianten, sie gehören zu den beliebtesten Kraftbringern.

Vertreter

- Rose destilliert *(Rosa x damascena)*
- Rose extrahiert, Rosenabsolue *(Rosa x damascena und Rosa centifolia)*
- Rosengeranie, Duftgeranie *(Pelargonium graveolens, P. asperum)*
- Palmarosa *(Cymbopogon martini)*
- Indianernessel *(Monarda fistulosa Ct. Geraniol)*

Inhaltsstoffe Diese Öle bestehen aus unterschiedlichen Anteilen der Monoterpenole Geraniol und Citronellol, dazu runden Monoterpenester und zahlreiche andere Moleküle die fein blumigen Düfte ab. Das Rosenabsolue besteht zu 75 Prozent aus Phenylethanol.

Wirkungen Die Öle wirken gegen verschiedene Keime und sind auch hilfreiche Begleiter bei Schieflagen der Seele.

Anwendungen Die kostspieligen Rosenöle werden im Privatbereich zur Schmerzlinderung, Keimreduktion und vor allem Stimmungsaufhellung eingesetzt. Rosengeranie-, Palmarosa- und Indianernesselöl sind die Sparversion davon. Sie helfen bei fast allen Problemen des Alltags und auch bei schweren Erkrankungen mit unterschiedlichsten Hintergründen.

Klassische Frauenparfüms werden aus vielen Dutzend Blütenölen zusammengesetzt, die Düfte reichen von pudrig zart wie beim Mimosen- und Iriswurzelduft bis zu schwül-sinnlich wie beim Duft von Jasmin und Ylang-Ylang.

Der Duft der Rose vereint alle diese Qualitäten. Je nach Verdünnung und vor allem je nach Herkunft der Rosenblüten kann Rosenöl pudrig-zart oder schwer duften. Es weist ein breit gefächertes Spektrum an Inhaltsstoffen auf, die zu einer perfekten Duft-Symphonie vereint sind. Ungefähr 400 unterschiedliche Moleküle sind in einem guten Rosenöl zu finden. Demnach gibt es auch fast kein körperliches oder psychisches Leiden, das nicht gut auf Rosenöl reagiert.

Rosenöl ist aus der Aromatherapie genau so wenig wegzudenken wie Laven-

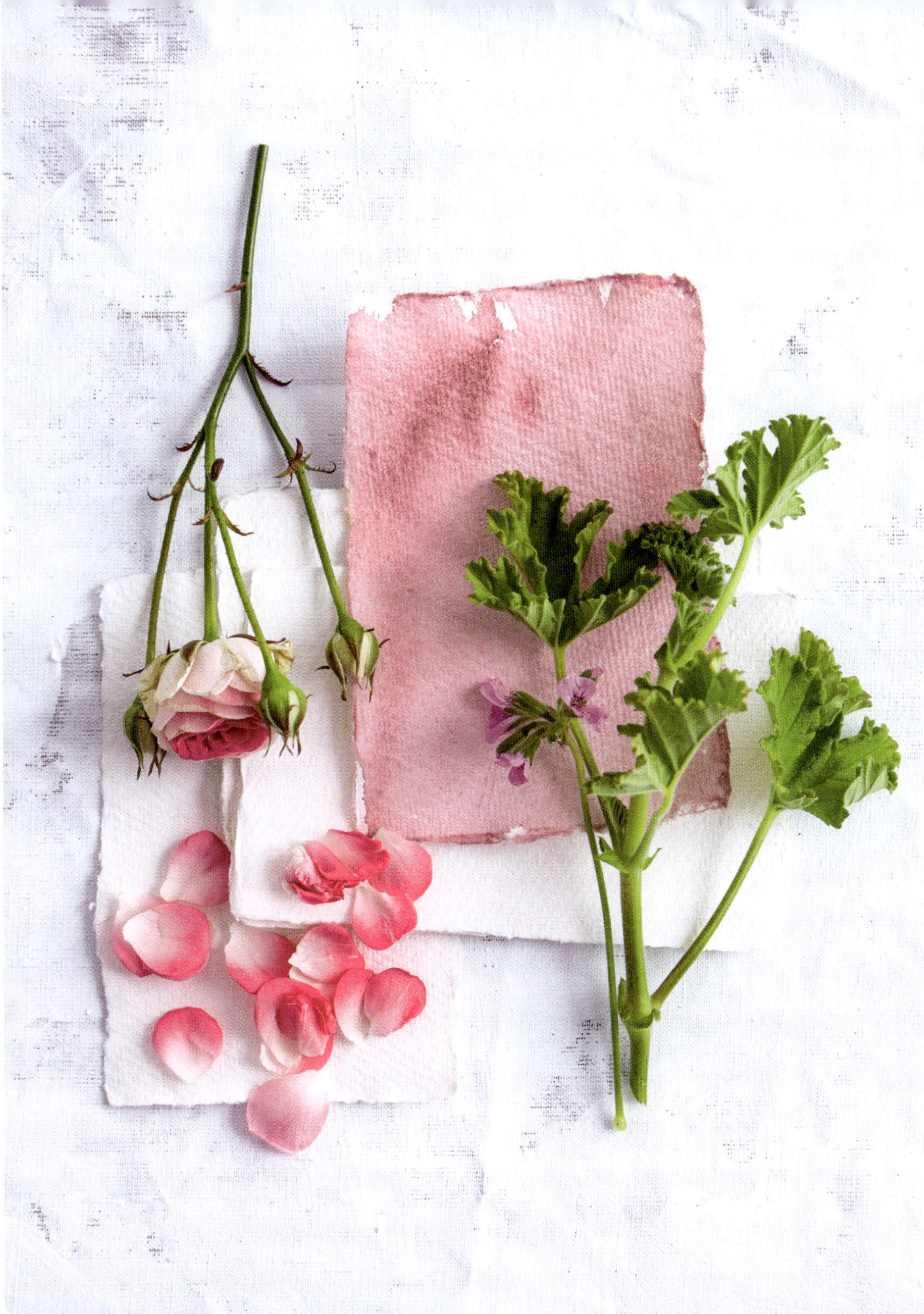

del- oder Zitronenöl, es gehört einfach zur Grundausstattung. Zum Glück kann es extrem verdünnt werden, was den hohen Preis relativiert. Im Handel sind Mischungen aus 10 Prozent Rosenöl in Jojobaöl. Diese Mischungen können und sollen so zurückhaltend dosiert werden wie alle anderen Öle, die unverdünnt zu kaufen sind. Eine prima Alternative ist das schmerz- und juckreizlindernde Rosenhydrolat, das für viele Nasen sogar angenehmer duftet als das ätherische Öl. Es ist aus der ganzheitlichen Aromapflege fast nicht mehr wegzudenken.

Wem auch verdünntes Rosenöl zu teuer ist, kann zum Öl aus den stark duftenden Blättern der in Südafrika heimischen Rosengeranie greifen. In der Aromatherapie werden nur die rosig duftenden Vertreter dieser Gattung destilliert, doch Pflanzensammler schätzen ihre verblüffende Vielfalt an Formen, Strukturen und Düften. Manche der schönen Blätter duften nach Muskat, Schokolade, Pfirsich und vielen anderen Nuancen.

Zu beachten

Diese Öle sind bestens verträglich. Rosenöle werden häufig verfälscht angeboten, winzige 1-ml-Fläschchen kosten mindestens 25 Euro, meistens sogar mehr.

Auch der sanfte Duft, der aus den grasigen Halmen des tropischen Süßgrases Palmarosa destilliert wird, ähnelt in Duft und Wirkungen denen von Rosenöl. Recht neu im Handel und bislang eher selten erhältlich ist das stark rosig duftende ätherische Öl der hübsch blühenden Indianernessel, das eine bemerkenswerte Wirkung bei Fuß- und Nagelpilz haben kann.

Diese drei »Rosenersatz«-Düfte haben eine deutlich ausgeprägte harmonisierende Wirkung bei allen psychischen und körperlichen Zuständen und wenn etwas völlig aus der Balance geraten ist. Wenn jemand müde ist und nicht schlafen kann, wenn jemand abwechselnd himmelhochjauchzend und zu Tode betrübt ist, wenn der Blutdruck und andere körperliche Parameter sozusagen Achterbahn fahren, dann sind sie perfekte Begleiter. Übrigens äußern sich Beschwerden aus diesem Bereich oft durch das Wörtchen »zu«, denn es beschreibt Situationen, die nicht ausgeglichen sind, wie: »Mir ist zu heiß, dann ist mir wieder zu kalt.« »Meine Haut ist oft zu trocken, dann ist sie plötzlich zu fettig.«

Diese weichen und blumigen Düfte, die an Garten und Natur erinnern, geben verlorene Weiblichkeit zurück, machen weicher und flexibler in scheinbar ausweglosen Situationen und schenken nicht zuletzt Menschen, deren Gedächtnis am Entschwinden ist, wohltuende Erinnerungen an Tage in der bunten Natur.

Anti-Stress-Salz

5 gehäufte Esslöffel Meersalz (zwischen 100 und 120 Gramm) • 10 Tropfen Grapefruitöl • 5 Tropfen Rosengeranienöl • 5 Tropfen Palmarosaöl • 1 Tropfen Rosenöl

- Das Salz mit den ätherischen Ölen gut in einem Schraubglas verschütteln, einige Tage ziehen lassen, dazwischen ab und zu schütteln. Dann kann das Gefäß offenstehen gelassen werden, zu Beduftung einer kleinen Raumecke (nach 10 Tagen kann man auch wieder mit Düften »nachladen«).

- Oder Sie geben etwas davon in ein 10-ml-Braunglasfläschchen und schnuppern unterwegs immer wieder daran.

- Man kann auch die halbe Portion davon in die Badewanne geben, und ein entspannendes Schönheitsbad genießen.

Rosarosita-Parfüm

10 ml 70 %iger Alkohol (Apotheke) • 2 Tropfen Zitronenmyrtenöl • 1 Tropfen Rosengeranienöl • 1 Tropfen Rosenöl • 1 Tropfen Myrtenöl (Anden) • 1 Tropfen Lorbeeröl • 1 Tropfen Sandelholzöl

- Die ätherischen Öle gut mit dem Alkohol vermischen, mindestens zwei Wochen ziehen lassen, dazwischen ab und zu sanft schütteln.

- Diesen stimmungsaufhellenden und Zuversicht verleihenden Duft nach Bedarf auf die Handgelenke auftragen. Statt Alkohol kann auch Jojobaöl verwendet werden, wenn Myrtenöl (Anden) nicht verfügbar ist, einfach einen Tropfen Kamillenöl (römisch) nehmen.

Sinnlich und verführerisch

» Es ist verblüffend, dass einige Naturdüfte Träume anders »färben« und die Fantasie anregen können. Bei Erkrankungen und Behandlungen, die den Hormonhaushalt gründlich umpflügen, helfen diese erotisierenden und stimmungsaufhellenden Kostbarkeiten dabei, wieder sinnlichen Genuss erleben zu können.

Vertreter

- Ylang-Ylang *(Cananga odorata)*
- Jasmin *(Jasminum grandiflorum, Jasminum sambac)*
- Frangipani *(Plumeria alba)*
- Osmanthus, Duftblüte *(Osmanthus fragrans)*
- Adlerholz, Oud *(Aquilaria malaccensis)*

Inhaltsstoffe Diese Blütendüfte enthalten allesamt sehr schwere Verbindungen, vorwiegend aromatische Ester und Alkohole. Das sehr ungewöhnlich Duftende Adlerholzöl besteht fast nur aus Sesquiterpenverbindungen, die in diesem Duft einzigartig vorkommen.

Wirkungen Diese Düfte gelten als stark aphrodisisch wirksam, sie können das Selbstwertgefühl steigern und dabei helfen, den Kontakt zu inneren Welten wiederherzustellen: Fantasie, Kreativität und das Traumgeschehen können angeregt werden.

Anwendungen Diese ätherischen Öle und Absolues unterstützen sinnliche und stimmungsaufhellende Mischungen. Sie helfen auch, wenn Operationen und andere als entwürdigend empfundene Eingriffe das Selbstwertgefühl angegriffen haben oder wenn durch starke Medikamente die Sexualität eingeschränkt ist.

Viele der ganz schweren Blütendüfte werden nicht durch Destillation gewonnen, sondern durch Extraktion mithilfe von flüchtigen Lösungsmitteln. So gelangen auch schwer duftende Inhaltsstoffe ins Fläschchen, man spricht dann vom Absolue einer Blüte. Diese können unser Seelenleben gut erreichen. Bei manchen Erkrankungen und nach emotionalen Wunden kann die Lust auf die Lust auf der Strecke bleiben. Ganz zu schweigen von etlichen heftigen Medikamenten und vielen Behandlungsansätzen bei sehr schwere Krankheiten: Diese können Libido und Potenz schrumpfen lassen. Mit diesen Düften kann zumindest wieder eine erotische Stimmung und Umgebung gefördert werden.

Für den institutionellen Bereich sind sie meistens zu kostenaufwändig, zu geruchssintensiv und insbesondere im psy-

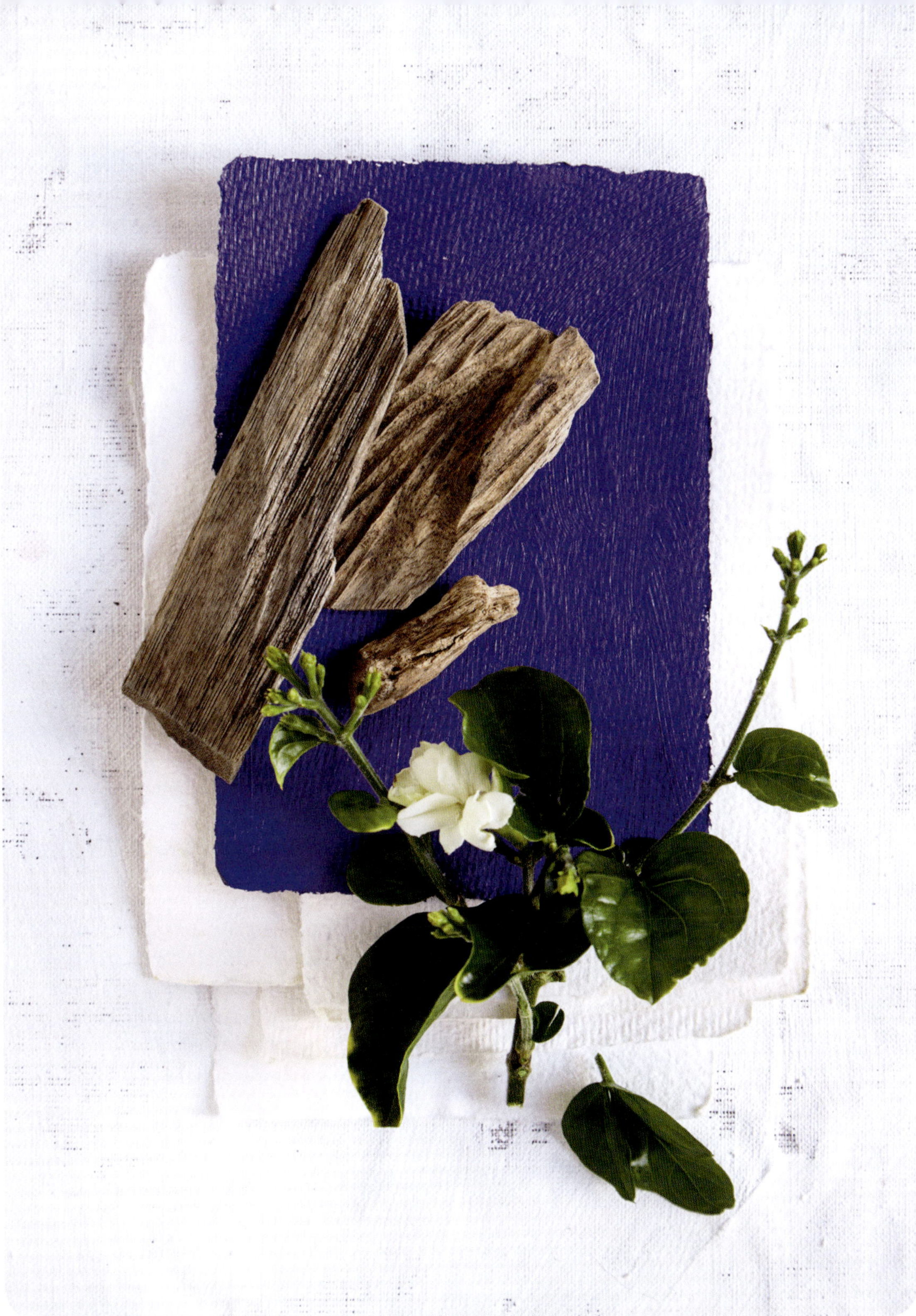

chiatrischen Bereich zu unberechenbar. Menschen mit Gehirnleistungsstörungen können aufgebracht reagieren und sind dann schwer wieder unter Kontrolle zu bringen.

Das sehr seltene und schwer duftende Frangipani-Absolue, das aprikosig-fruchtig duftende Osmanthus-Absolue und die zwei leicht unterschiedlichen Jasmin-Absolues gehören zu den sehr beliebten Parfümerie-Zutaten, die sinnliche Exotik ausstrahlen. Darum werden sie in der Aromatherapie eingesetzt, wenn auf der erotischen Ebene Windstille droht oder auch wenn beispielsweise Künstler sich nach mehr Fantasie sehnen.

Auch die ungewöhnlichen gelbgrünen Blüten des Ylang-Ylang-Baumes aus Madagaskar oder von den Philippinen werden seit alten Zeiten in verführerische Körperöle gemischt. Sie werden üblicherweise destilliert. Die empfindlichen Blumen müssen extrem schnell verarbeitet werden, sonst welken sie und der schwere Duft entschwindet. Es gibt je nach Destillationszeit sehr blumige und etwas herbere Ylang-Ylang-Qualitäten, letztere werden oft von Männern gerne gemocht.

Zu beachten

Diese Öle sind, mit Ausnahme des Ylang-Ylang-Öls, sehr kostbar und kostspielig. Sie werden nur in winzigen Mengen verwendet, da ihr betäubender Duft sonst Kopfschmerzen und Unwohlsein verursachen kann. Man nähert sich den starken Verdünnungen langsam und achtsam. Bei psychiatrisch erkrankten Menschen sind sie zu meiden.

Das destillierte Öl aus dem überaus kostbaren und inzwischen knapp gewordenen Adlerholz duftet zwar nicht blumig, gehört jedoch in dieses Kapitel, da es gerne augenzwinkernd als »pflanzliches Viagra« bezeichnet wird. Der erdig-holzige Duft entsteht erst, wenn der tropische Baum aus Vietnam, Kambodscha und Nachbarländern jahrzehntelang nach einem Pilzbefall eine wundheilende, intensiv duftende Substanz namens Oud bildet, die in extremer und gekonnter Verdünnung sehr fein duftet, bei schlechten Qualitäten jedoch an Schweinstall und alten Kaminrauch erinnern kann. Oud besteht aus Inhaltsstoffen, die sonst in keinem anderen ätherischen Öl zu finden sind, und löst oft interessante innere Bilder und Träume aus, vor allem wenn man es als Räucherung einsetzt.

Bei dieser Duftgruppe gilt noch mehr als für andere Wohlgerüche: Weniger ist mehr. Eine geheimnisvoll zarte Verdünnung, sodass man den Duft nur ganz zart wahrnimmt, verführt eher.

Sinnlichkeits-Massageöl

25 ml Sesamöl • 25 ml Jojobaöl • 4 Tropfen Jasmin-Absolue • 3 Tropfen Sandelholzöl • 2 Tropfen Ylang-Ylang-Öl • 1 Tropfen Oud-Attar oder vorverdünntes Adlerholzöl

- Alle Öle in einer 50-ml-Braunglasflasche gut mischen und entweder den ganzen Körper damit verwöhnen (lassen) oder nur einzelne Körperteile. Spüren Sie genau hin, wo es guttut!

- Falls Adlerholzöl nicht zur Verfügung steht (selten und kostspielig), ersetzen Sie es durch 2 Tropfen Patchouliöl.

Sinnlichkeits-Spray

25 ml Wodka oder Korn • 25 ml Ylang-Ylang-Hydrolat • 10 Tropfen Orangenöl • 5 Tropfen Benzoeresinoid • 5 Tropfen Sandelholzöl • 2 Tropfen Jasminabsolue • 2 Tropfen Frangipaniabsolue

- Wodka mit den ätherischen Ölen gut verschütteln, das Ylang-Ylang-Hydrolat dazugeben, vor der Anwendung immer gut schütteln. Den Raum, die Haare oder die Bettwäsche mit diesem Duft einnebeln.

Süß und tröstend

» Manchmal ist uns zum Heulen zumute, das innere Kind fühlt sich einsam und hilflos. Zuckrige Düfte, die Kindheitserinnerungen wecken, müssen her. Gaumen und Seele gieren nach etwas Süßem, es muss bei Verzagen trösten und bei Unruhe beruhigen. Es gibt Hilfe, sogar ganz ohne Hüftgold-Alarm!

Vertreter

- Mandarinenschale *(Citrus reticulata)*
- Tonkabohne *(Dipteryx odorata)*
- Vanille *(Vanilla planifolia)*
- Benzoeharz *(Styrax tonkinensis)*

Inhaltsstoffe Mandarinenöl enthält fast nur d-Limonen, ein Monoterpen, jedoch einen kleinen Anteil des extrem stimmungsaufhellenden Moleküls Methylanthranilat. Die drei anderen alkoholischen Extrakte enthalten sogenannte aromatische Verbindungen wie aromatische Ester und Vanillin.

Wirkungen Diese Düfte können die seelische Befindlichkeit sehr positiv beeinflussen.

Anwendungen Da sie vertraut und fast kuschelig duften, werden diese feinen Düfte gerne zur Herstellung von beruhigenden Körperölen, Raumsprays, Kissensprays und tröstenden Begleitern in Form von praktischen Inhalierstiften verwendet. Aufgrund ihrer Milde werden diese besonders gerne den sensibelsten Menschen angeboten: Kleine Kinder, Menschen mit Beeinträchtigungen und sehr betagte Senioren lieben sie fast immer.

Wohl jeder kennt und liebt den warm-fruchtigen Duft der Mandarinenschalen, dieser kann mit seiner lockernden und aufheiternden Wirkung die härteste Fassade knacken. Aromatherapeuten schätzen diesen Duft als Beruhigungszauberer, einzusetzen immer dann, wenn die Seele aufgewühlt bis durchgedreht ist. Selbst hyperaktive Kinder können durch Mandarinenöl wieder zu ihrer Mitte finden, manchmal nennt man dieses wunderbare Öl »pflanzliches Ritalin«. Kaum jemandem bewusst ist die Herkunft dieses für uns zur Allerweltsfrucht gewordenen Vitaminspenders. Ein Mandarin war im alten China ein Herrscher, eine höchst wichtige Persönlichkeit.

Die Natur hat uns auch einige Gewürzpflanzen zur Verfügung gestellt, die den Seelenhunger völlig ohne Kalorien oder Kariesbedenken stillen können. Die Tonkabohne, die braune runzelige Frucht eines Amazonasbaumes, hat in den letzten

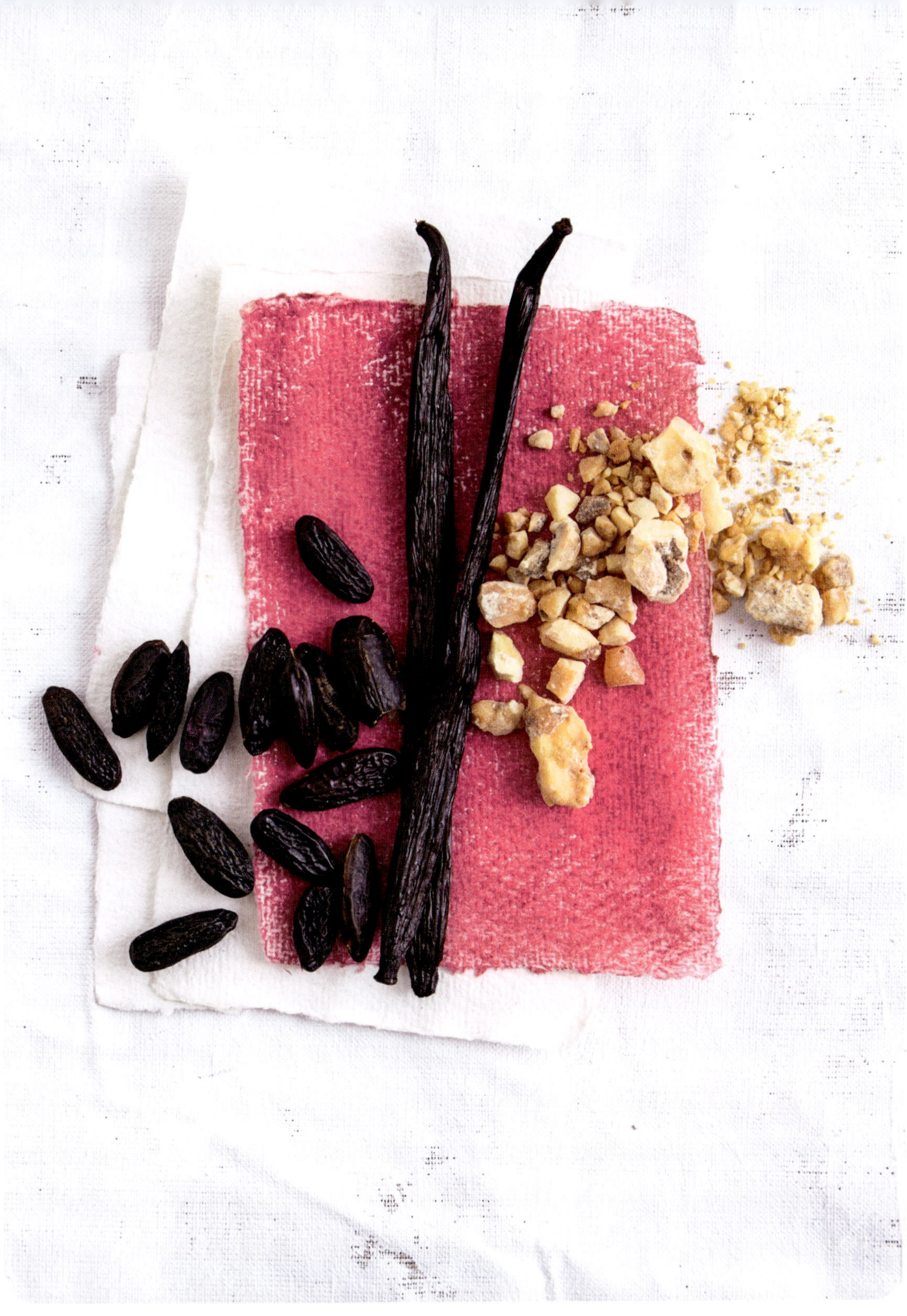

Jahren eine Wiederentdeckung erleben können, nachdem sie für einige Jahrzehnte aus den europäischen Küchen verschwunden war. Vor dem zweiten Weltkrieg würzte man mit Spuren des geraspelten waldmeister- und karamellähnlichen Gewürzes das Weihnachtsgebäck, vor allem den Christstollen. Dann wurde vor möglichen Leberschäden gewarnt, Verbote folgten und die Welt vergaß dieses leckere natürliche Aroma. Inzwischen finden wir es in Gewürzhandlungen, auch Joghurts und Schokoladencremes werden damit verfeinert. In Ölmischungen verleiht es tröstende und einhüllende Süße, zudem wirkt es schmerzlindernd, vor allem wenn das Schmerzgeschehen etwas Hoffnungsloses an sich hat.

Vanille ist eines der am meisten gebrauchten und missbrauchten Aromen – meistens synthetisch hergestellt aus stinkender Zelluloselauge, die aus Holzabfällen gewonnen wird. Spuren der Frucht einer tropischen Orchideenart dagegen schmecken nicht nur göttlich, sondern verblüffen durch eine deutlich stimmungsaufhellende Wirkung. Das liegt vielleicht daran, dass in unserem Gehirnstoffwechsel vanilleartige Botenstoffe für das Wohlbefinden sorgen. Bereits frühgeborene Babys reagieren mit ganz entspannter und schmatzender Mimik auf stark verdünnten Vanilleduft. Hält man ihnen dagegen einen Hauch stinkender Buttersäure unter das Näschen, verzieht sich das Gesichtchen fast abwehrend.

Benzoeharz ist ein honigartig aussehendes klebriges Harz, das herrlich an Vanillegebäck und auf der Zunge schmelzende Karamellbonbons erinnert. Es wird für die bessere Handhabung – genau wie die beiden anderen süßen Düfte – mit Trinkalkohol (Branntwein, Ethanol) ausgezogen und verdünnt (somit handelt sich also nicht um echte – destillierte – ätherische Öle). Neben der stimmungsaufhellenden Wirkung ist Benzoeharz ein echtes Wundheilungspflaster, es eignet sich hervorragend für Zubereitungen bei wunder Haut, bei kleinen Verletzungen und bei schlecht heilenden Wunden. Zudem hilft es bei Reizhusten, wenn ein bis zwei Tropfen davon auf eine Schüssel heißen Wassers gegeben werden und so die Raumluft beduften und befeuchten können.

Zu beachten

In den üblichen Dosierungen gibt es keine Einschränkungen für diese Düfte. Die drei Extrakte sind nur (unterschiedlich) vorverdünnt erhältlich, man muss sich etwas an die für die Nase angenehme Dosierung herantasten.

Happy-Roll-on

10 ml Jojobaöl • 5 Tropfen Mandarinenöl oder Grapefruitöl • 1–2 Tropfen Benzoeextrakt • 1 Tropfen Tonkaextrakt

- Jojobaöl und Düfte in einem Roll-on gut mischen (Anleitung Roll-on, Seite 25), vor jeder Anwendung gut schütteln, alle 10 Minuten auf den Puls und ein paar Tupfer unter die Nase auftragen.

- Je nach Anbieter und Vorverdünnung kann es helfen, den Benzoeextrakt vorher in der Hosentasche, im Wasserbad oder auf der Heizung etwas anzuwärmen.

Wichtig Bitte beachten Sie, dass dieses Produkt nur von einer Person verwendet, also nicht weitergegeben wird, denn durch das Auftragen und Rollen kommen Hautschüppchen in den Roll-on.

Heilendes Fußbad

2 Esslöffel Meersalz • 2 Tropfen Mandarinenöl • 1–2 Tropfen Vanilleextrakt • 1 Tropfen Tonkaextrakt

- Salz und Düfte gut vermischen, in eine Schüssel mit sehr warmen Wasser geben, Salz gut auflösen und die Füße circa 10 Minuten darin baden.

Dieses Fußbad umhüllt und tröstet, es schenkt Süße ohne unnötige Kalorienlast.

Würzig und umhüllend

» Verbittern steife Gelenke und kühle Gedanken das Lebensgefühl? Muss mehr Wärme ins Leben einfließen, ja, geradezu Hitze? Dann muss die eingefangene tropische Sonne her! Gewürze aus wetterverwöhnten Ländern unterstützen uns ohne Flugticket oder Reisestress beim Auftauen.

Vertreter

- Zimt *(Cinnamomum zeylanicum)*
- Gewürznelkenknospe *(Syzygium aromaticum)*
- Tulsi, Heiliges Basilikum *(Ocimum sanctum)*
- Ingwer *(Zingiber officinale)*
- Schwarzer Pfeffer *(Piper nigrum)*

Inhaltsstoffe Zimt-, Nelkenknospen- und Tulsiöl enthalten Phenylderivate, Ingwer- und Pfefferöl enthalten jeweils mehr als 50 Prozent Monoterpene.

Wirkungen Beide Gruppen von Ölen wirken schmerzstillend, durchblutungsfördernd, gleichzeitig auch stimmungsaufhellend sowie regulierend auf das Immunsystem.

Anwendungen Diese Öle werden für schmerzlösende Zubereitungen verwendet, insbesondere wenn es gleichzeitig darum geht, die Seelenlage etwas aufzuheitern. Zimt und Nelke wirken außerdem stark antiseptisch.

Die Rinde der Zimtbäume aus dem fernen Sri Lanka und die getrockneten Blütenknospen der Nelkenbäume versorgen uns bei Fernweh und Frostgefahr. Zimt und Nelke sind nicht umsonst seit Jahrhunderten unsere Lebkuchengewürze: Der »Kuchen zum Leben« soll uns durch die kalte, krankheitsträchtige Zeit lotsen, Keime in Schach halten und die verknitterte Stimmung der dunklen Tage etwas glätten.

Weniger bei uns bekannt sind Piment, das oft in fertigen Weihnachtsgebäck-Mischungen enthalten ist, und Tulsi, das in Indien verehrte Heilige Basilikum: Beide duften, schmecken und wirken auch gewürznelkenähnlich. Diese ätherischen Öle eigenen sich sehr gut, um bei Menschen, deren Immunsystem medikamentös gedrosselt wurde (beispielsweise während Chemotherapien bei Tumorerkrankungen), die Luft rein zu halten und die Gefahr von in die häusliche Umgebung oder in das Krankenzimmer eingeschleppten Keimen zu minimieren. Das vielseitige Öl des Heiligen Basilikums kann ähnlich wie Lavendelöl bei fast

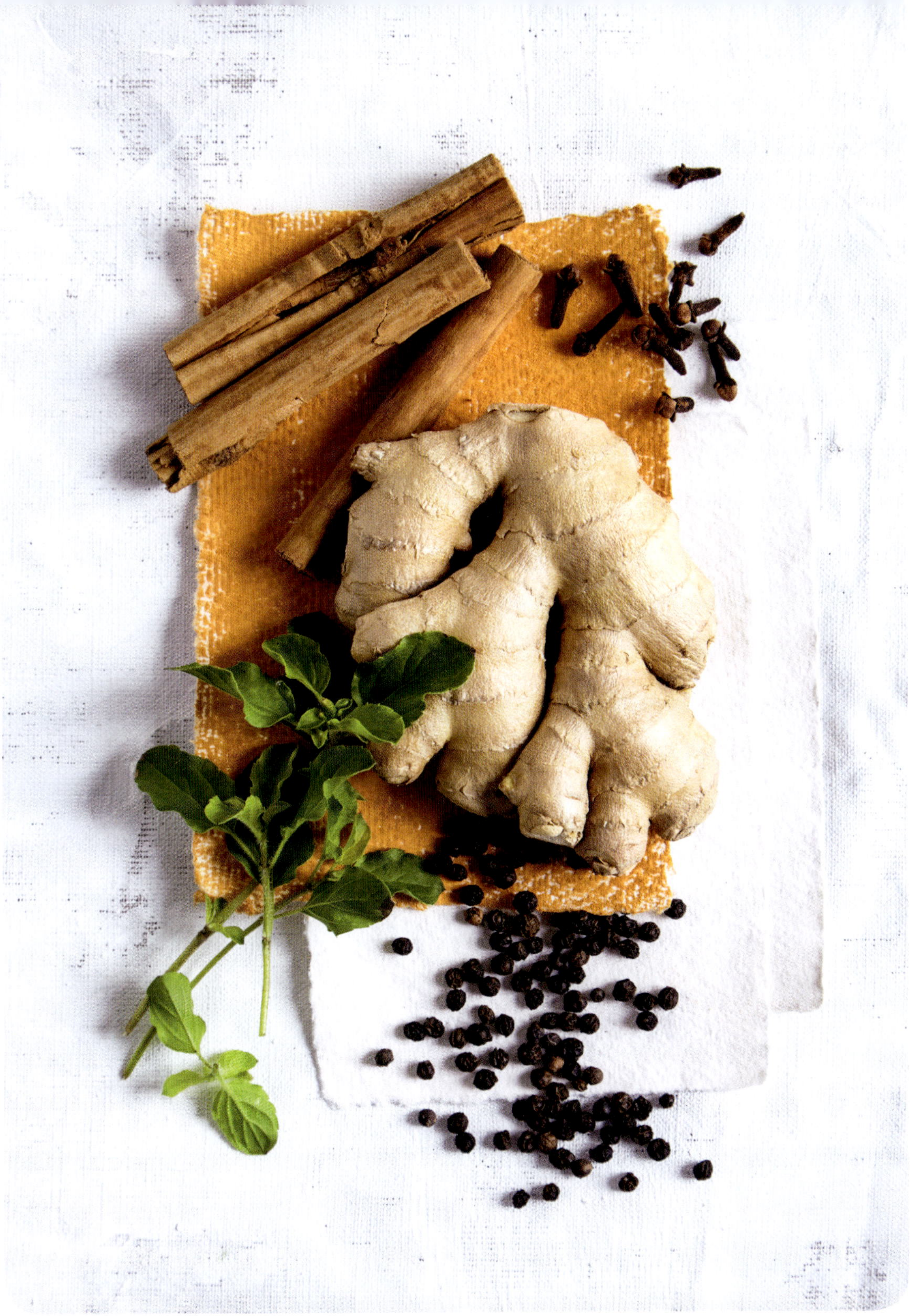

allen, gesundheitlichen Problemen eingesetzt werden.

Diese starken Düfte gehören zur Gruppe der natürlichen Antibiotika-ähnlichen Substanzen (sie enthalten phenolische Verbindungen), die unterschiedlichste Keime abwehren oder gar abtöten können. Diese Eigenschaft kann in mikrobiologisch spezialisierten Laboren nachgewiesen werden, insbesondere, wenn bei chronischen Infektionen beispielsweise Abstriche der befallenen Hautpartien oder Hustenschleim eingeschickt und getestet werden.

Niedrig dosiert sind Piment und Tulsi auch einen Versuch wert, wenn Haarausfall vorliegt. Sie wirken durchblutungsfördernd und regen den Wuchs von gesunden Haarzellen wieder an.

Zu beachten

Ingwer- und Pfefferöl erhält man auch als CO_2-Extrakte. Diese enthalten noch sämtliche Scharfstoffe beider Pflanzen, sodass diese Düfte genau wie das sehr scharfe Zimtrindenöl, nur von Profis eingesetzt werden sollten. Als Destillate sind sie in den üblichen Verdünnungen für nicht empfindliche Haut bestens verträglich, genau wie ein hochqualitatives Gewürznelkenknospen- und Tulsiöl. Ingweröl sollte innerhalb von zwei Jahren aufgebraucht sein.

Manche Arten von Schmerzen können sich so nervenaufreibend anfühlen, dass einem nicht nach Kühle wie beispielsweise von Eukalyptus zumute ist: Man sehnt sich vielmehr nach lockernder Wärme, insbesondere wenn die Muskeln sich steif und kalt anfühlen. Für diesen Fall reisen wir dorthin, wo der Pfeffer wächst: in die Hitze tropischer Länder wie Indien oder den Norden Südamerikas. Eine Rankpflanze, die kleine und kugelrunde Früchte produziert, wurde im Laufe der Jahrhunderte zum wichtigsten Lieferanten von Aroma und Schärfe auf europäischen Tischen: der Pfeffer. Im ätherischen Öl des schwarzen Pfeffers ist der Scharfstoff Piperin nicht enthalten, dafür jedoch ein anderer schmerzstillender Inhaltsstoff namens p-Cymen. Somit ist dieses Öl in schmerzlindernden Zubereitungen höchst willkommen.

Ähnlich verhält es sich mit Ingweröl, das nicht nur bei Verkrampfungen und Schmerzen hilfreich ist, sondern auch gerne zur Einreibung bei kalten Füßen verwendet wird. Zudem können die Rhizome (knollige Wurzeln) dieser Heilpflanze wahre Wunder wirken, wenn der Magen-Darm-Trakt Kummer bereitet: egal ob Verstopfung, Durchfall oder Blähungen. Bei Übelkeit auf Reisen und auch nach Operationen oder während mancher Tumorbehandlungen ist Ingwer ein zuverlässiger Begleiter.

Winterfreude

25 ml Wodka oder Korn • 25 ml Melissenhydrolat • 10 Tropfen Zitronenteebaumöl (oder 15 Tropfen Zitronenöl) • 5 Tropfen Ingweröl • 5 Tropfen Gewürznelkenknospenöl • 3 Tropfen Zimtrindenöl

- Öle, Hydrolat und Alkohol in einer 50-ml-Braunglasflasche mit Sprühaufsatz mischen. Vor jeder Anwendung sehr gut durchschütteln.

- Dieses Raumspray zur Infektabwehr mehrfach täglich in die Luft sprühen, eventuell mehrere Stöße auf ein Handtuch o.Ä. sprühen und in der Nähe einer infektgefährdeten, bettlägerigen Person aufhängen.

Muskelheizung

50 ml Sesamöl • 10 Tropfen Waldkiefernöl • 5 Tropfen Ingweröl • 5 Tropfen Pfefferöl • 1 Tropfen Zimtrindenöl

- Sesamöl und ätherischen Öle gut in einer 50-ml-Braunglasflasche mischen. Vor der Physiotherapie, dem Sport, dem Yoga auf eher steife und kühle Muskelpartien geben.

- Bei chronisch kalten Füßen hilft diese Mischung: regelmäßig auf die Fußsohlen aufgetragen, um die Durchblutung zu verbessern.

Holzig und stabilisierend

» In unserer heutigen Zeit ist der beruhigende Duft von kostbaren Holzmöbeln und gebohnertem Parkett aus den meisten Heimen verschwunden. Doch der Mensch fühlt sich seit Jahrtausenden mit diesem Baustoff beschützt und behaglich. Wie gut, dass Holzöle für diese Geborgenheit sorgen können.

Vertreter

- Atlas-Zeder *(Cedrus atlantica)*
- Himalaya-Zeder *(Cedrus deodara)*
- Sandelholz *(Santalum album, Santalum austrocaledonicum)*

Inhaltsstoffe Diese drei Öle, die jeweils aus dem Holz des gleichnamigen Baumes destilliert werden, bestehen fast ausschließlich aus Sesquiterpenen und Sesquiterpenolen.

Wirkungen Mit ihrem mehr oder weniger schweren Duft helfen diese Öle, dass wir uns erden und beruhigen können und dass wir weniger unter Alltagseinflüssen leiden. Auf der körperlichen Ebene helfen sie bei entzündlichen und allergischen Prozessen.

Anwendungen Die Zedernöle sind erstaunlich wirksame Linderungsöle bei Heuschnupfen, Sandelholz hat sich bei Halsschmerzen und bei Blasenentzündung bewährt. Bei unspezifischen Wohlfühlmischungen sollte immer ein kleiner Anteil eines dieser Düfte enthalten sein, da damit die Duftbotschaft abgerundet wird.

Herbe und holzige Düfte geben aufgrund der besonderen Inhaltsstoffe Stabilität, sowohl für körperliche Vorgänge, beispielsweise für ein labiles Immunsystem, als auch bei seelischer Labilität. Für die körperliche Wirkung sind insbesondere die Sesquiterpen-Verbindungen verantwortlich, die eine nachweislich modulierende Wirkung auf die Abwehrkräfte zeigen. Diese werden weder gesteigert von vermindert, sondern eher moderat reguliert, genauso wie es die momentane Situation gerade erfordert. Darum braucht man auch keine Bedenken zu haben, wenn es von Menschen, die an Allergien leiden, für längere Zeit verwendet wird.

Seit bald dreißig Jahren wird eine Kombination aus einer der beiden echten Zedern und aus Zypressenfrüchteöl überaus erfolgreich eingesetzt, um Heuschnupfensymptome zu lindern. Bei manchen Menschen entstehen sie kaum noch, wenn diese Düfte bereits im späten Herbst mehrmals pro Woche verwen-

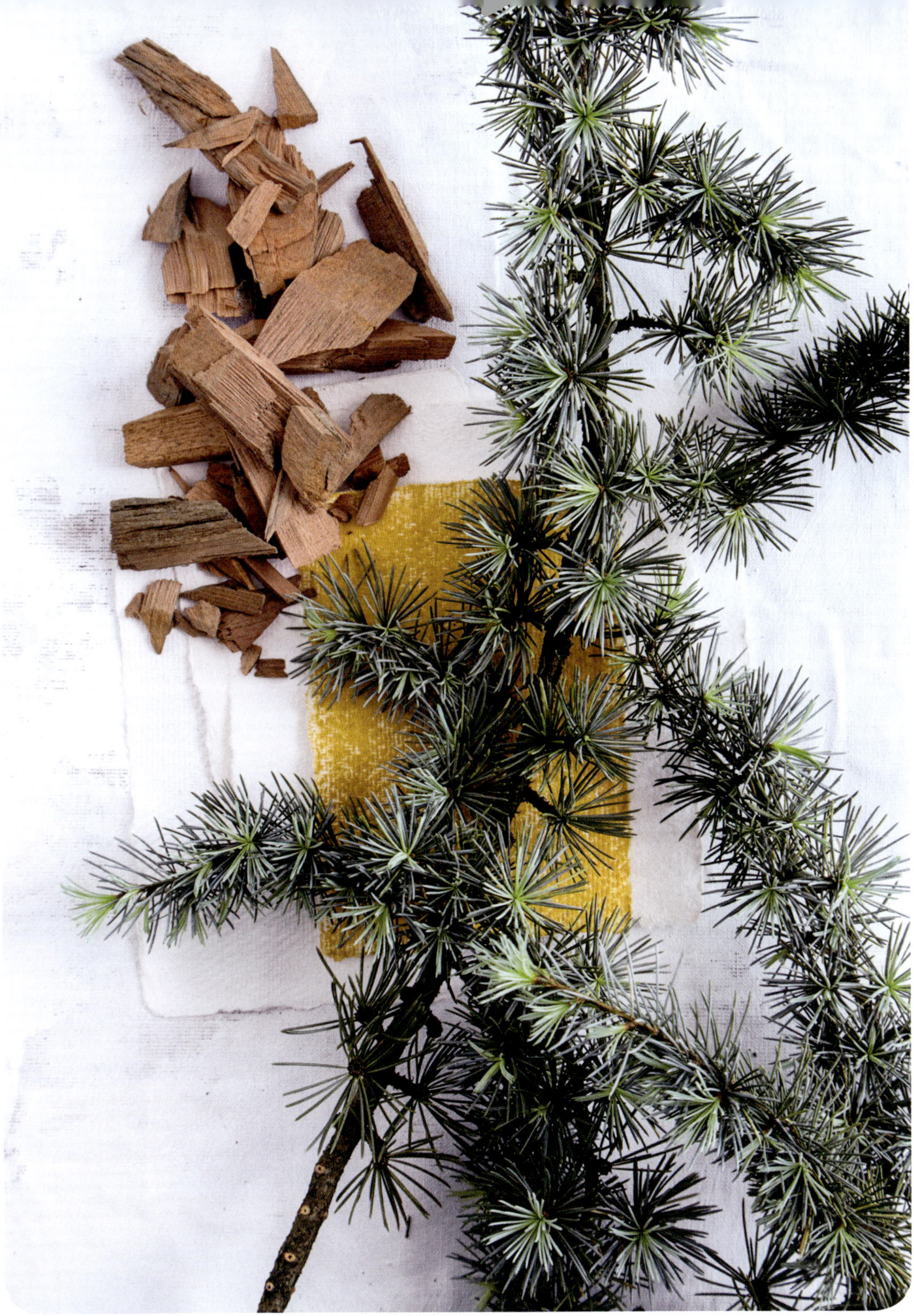

det werden. Die Öle der echten Zedern leisten auch in Zeiten der Schwäche gute Dienste, wenn man (unbewusst) jedem Krankheitskeim »Hallo« sagt. Auch nach Operationen, Unfällen und großen Veränderungen im Leben kann ein Holzduft ein stützendes Haltegerüst bieten.

Das farblose, honigartig zähflüssige Sandelholzöl wurde früher aus dem Kernholz und den Wurzeln eines indischen Baumes gewonnen, der zunächst parasitär leben muss, um an der Versorgung mit Wasser und Nährstoffen teilhaben zu können. Nachdem sein Wurzelbereich sorgfältig gelockert wurde, hoben Elefanten die ganze bis zu 20 Meter hohe grüne Pracht aus, die Pflanze wurde somit zerstört. Nachdem dieser Baum inzwischen wegen Jahrzehnte langem Raubbau zu den höchst gefährdeten Arten zählt, ist sein Öl zur teuren Rarität geworden. Doch man hat etliche anderen Bäume gefunden, aus deren Holz ein fast identisches Sandelholzöl destilliert werden kann. Es gibt darunter sogar Arten, wie das hawaiianische *Santalum paniculatum*, die es nicht übelnehmen, wenn einzelne Äste für Destillationszwecke abgesägt werden. Diese wachsen schnell wieder nach.

Zu beachten

Diese Düfte gehören zu den verträglichsten und gleichzeitig haltbarsten, die wir haben.

Sandelholzöl ist eines der mildesten Öle, es kann bereits bei Säuglingen mit Hautproblemen eingesetzt werden – ebenso bei sehr alten und bettlägerigen Patienten. In der Pubertät und ähnlichen Lebensphasen, die von starken Stimmungsschwankungen und Aggressionen begleitet werden, kann dieses ungewöhnlich lange haltbare Öl besänftigen und beruhigen.

Religiöse Symbole des Hinduismus wurden und werden aus dem stark duftenden Sandelholz geschnitzt. Damit wird Wertschätzung gegenüber den spirituellen Kräften ausgedrückt. In vielen Riten und Religionen bedeutet Duft eine Möglichkeit des Kontakts mit höheren Kräften: Das duftende ätherische Etwas hat die Fähigkeit, nach oben fast bis zum Himmel zu steigen. So wird Sandelholzöl gerne zur Unterstützung der Meditation verwendet, entweder als Raumduft oder um sich vorab spirituell zu reinigen und zu zentrieren, etwa mit einem Körperöl. Diese besondere Energie gekoppelt mit der Milde des Öles verleihen ihm einen besonderen Status: Es wird gerne zur Sterbebegleitung angeboten, um Frieden, Loslassen und Sich-Öffnen für andere Dimensionen zu ermöglichen.

Wohlige Wannenwonne

3 Esslöffel Sahne oder Hafersahne • 2 Tropfen Sandelholzöl • 2 Tropfen Lavendelöl • 2 Tropfen Orangenöl • 1 Tropfen Ylang Yang-Öl • 1 Tropfen Himalaya-Zedernöl

● Sahne und Öle in einer Tasse gut mischen, in die fertig eingelaufene Wanne geben und 10 bis 15 Minuten genießen.

Der Hauptinhaltsstoff Santalol im Sandelholzöl zeigte in einem japanischen Experiment eine ähnlich beruhigende und stabilisierende Wirkung wie ein bekanntes Neuroleptikum. Mischungen mit Sandelholzöl sind also gut geeignet für sehr aufgebrachte, desorientierte, aggressive Menschen. Ob in Turbulenzen während der Pubertät oder durch demenzielle Veränderungen verursacht, Holzöle helfen bei seelischen Achterbahnfahrten.

Samtiges Hautöl

25 ml Aprikosenkernöl (oder Mandelöl) • 25 ml Jojobaöl • 5 Tropfen Rosengeranienöl • 5 Tropfen Mandarinenöl • 5 Tropfen Vanilleextrakt • 5 Tropfen Tonkaextrakt • 3 Tropfen Atlaszedernöl • 3 Tropfen Sandelholzöl

● Alle Öle in einer 50-ml-Braunglasflasche gut mischen und entweder die Beine oder den ganzen Körper morgens nach der Dusche damit verwöhnen.

Erdend und beschützend

» Schwere Düfte sind nicht jedermanns Sache, vor allem nicht in jungen Jahren. Doch mit zunehmendem Alter scheint unsere Nase zu spüren, dass sie uns vor zu viel Lautstärke im Leben abschirmen können. Mehr Ruhe, schnelleres Abschalten und bessere Schlafqualität sind angesagt. Plötzlich mögen wir sie!

Vertreter

- Patchouli *(Pogostemon cablin)*
- Vetiver *(Vetiveria zizanioides)*
- Narde *(Nardostachys jatamansi)*
- Baldrian *(Valeriana officinalis)*

Inhaltsstoffe Diese Düfte sind die Materialisierung des Begriffes »schwer«. Wie die Holzdüfte bestehen sie fast ausschließlich aus Sesquiterpenen und -penolen.

Wirkungen Mit ihren jeweils sehr schweren Düften helfen uns auch diese Öle, dass wir weniger dünnhäutig sind, dass uns Alltagseinflüsse weniger leicht umhauen. Wie eine schützende Hülle beruhigen und erden sie uns. Sie sind die idealen Schlafbegleiter zum Abschalten.

Anwendungen Idealerweise werden diese Öle am Abend im Fußbad oder als Körperöl angewendet, winzige Mengen in einem Raumspray helfen auch, uns etwas abzuschotten vom Lärm der Außenwelt. Patchouliöl beruhigt und schützt raue und entzündete Haut, insbesondere wenn Pilzinfektionen vorliegen, auch bei sehr empfindlicher Haut.

Manchmal hilft eine sanfte Beruhigung mit Lavendelöl oder ähnlichen Düften nicht wirklich. Der Wunsch nach einem »Holzhammer«, der einem mehr Gelassenheit und Ruhe gibt, kommt auf. In diesem Fall führt der Griff nach einigen schwer und nach Erde duftenden ätherischen Ölen zur nötigen Bettschwere. Diese können den Lautstärkeregler des Geplappers im Gehirn herunterdrehen, blank liegende Nerven werden in eine Schicht Watte gepackt. Wir fühlen uns wieder stabiler und den Anforderungen des Alltags gewachsen.

Patchouli ist vielleicht der schwerste der bekannteren Düfte, das ätherische Öl aus dieser hitzeliebenden Pflanze wird gerne als Basisnote in der Parfümwelt eingesetzt. Der Duft erinnert die älteren unter uns an die Zeit der 68-Generation, als die Jugend versuchte, mit dem orientalischen Geruch gegen das Spießertum und die Konventionen anzustinken. Die völlig unscheinbare Pflanze ähnelt im Aussehen Brennnesseln. Ihre Blätter müssen erst trocknen, damit sich der wundervolle und sehr ungewöhnliche Duft ent-

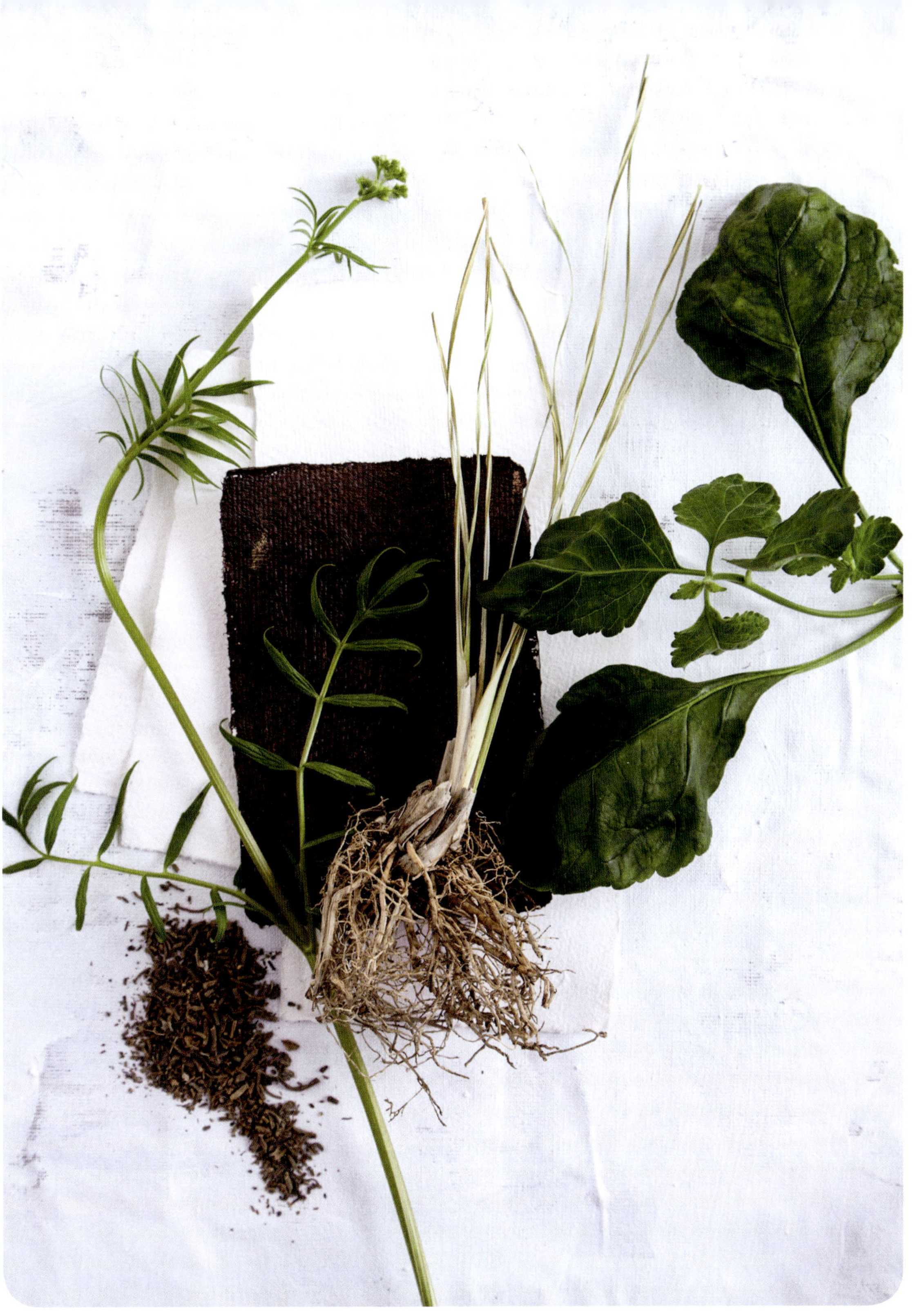

wickeln kann. Manchmal wird er erst nach zehn Jahren und mehr so richtig »rund«. Patchouliduftende Wollkleidung sollte der Nase einst suggerieren, dass es sich um allerteuerste Wollstücke handelte, denn lange Zeit wurde Kleidung aus Kaschmirwolle damit vor Mottenbefall geschützt. Dieser Geruch verdirbt den Appetit der Flatterinsekten auf tierische Eiweißfasern wie Seide und Wolle.

Parfümeure schätzen neben dieser sogenannten Basisnote auch den an feuchten Waldboden erinnernden Duft von Vetiver: Etliche bekannte Parfüms enthalten eine Prise davon, manche tragen sogar diesen Namen und duften deutlich nach den bis zu zwei Meter langen Spaghetti-ähnlichen Wurzeln dieser tropischen Grasart. Dieses sich verflechtende Wurzelwerk wird mehr denn je benötigt, um in erosionsgefährdeten Gebieten den Boden zu schützen. Ganz ähnlich schützt das Öl bei tiefliegenden Traumata. Auch bei Problemen, die man gar nicht richtig fassen kann, kann Vetiver wie eine sanft umhüllende Schutzschicht wirken. Menschen, die Schlimmes durchgemacht haben, die sich deswegen vielleicht nicht mehr anfassen lassen, können durch dieses Öl wieder mehr Zutrauen zu ihrem eigenen Körper erlangen.

Zu beachten

Diese Düfte gehören zu den verträglichsten und gleichzeitig haltbarsten, die wir haben. Sie sind völlig ungefährlich, dennoch empfiehlt sich aufgrund des sehr starken Duftes eine sorgfältige Verdünnung.

Das kostbare und seltene Öl aus der indischen Nardenwurzel stammt von einer baldrianähnlichen Pflanze, die im Himalaya gesammelt wird. Sie wurde bereits mehrfach in der Bibel erwähnt, beispielsweise im Hohelied Salomons, und galt als wichtiges Salbungsmittel. Ihr Duft wird in der Parfümerie für moschusartige Noten eingesetzt, doch Narde zählt inzwischen zu den stark bedrohten Pflanzenarten. Das ätherische Öl der engen Verwandten, der Baldrianwurzel, wirkt ebenso stark beruhigend und erdend, doch auch dieses ist kaum auf dem deutschsprachigen Markt zu finden, da der sehr eigenartige Geruch nicht ganz leicht zu ertragen ist (Kater lieben ihn dafür umso mehr!). Diese bereitwillig wachsende Pflanzenwurzel findet sich in zahlreichen freiverkäuflichen Beruhigungsmitteln.

Gedankengeplapper verjagen

10 ml Jojobaöl • 2 Tropfen Neroliöl • 1 Tropfen Cardamomöl • 1 Tropfen Kamillenöl (römisch) • 1 Tropfen Vetiveröl (oder 1 Tropfen Nardeöl)

● Alle Öle miteinander vermischen und in einen Roll-on aus Glas füllen (Anleitung Roll-on, Seite 25), bei Bedarf auf Handgelenke (Puls) auftragen und einen Tupfer unter die Nase reiben, tief einatmen. Ergänzend kann das Kopfkissenspray verwendet werden.

Wichtig Bitte beachten Sie, dass dieses Produkt nur von einer Person verwendet, also nicht weitergegeben wird, denn durch das Auftragen und Rollen kommen Hautschüppchen in den Roll-on.

Glücks-Kopfkissen-Spray

25 ml Orangenblütenhydrolat • 25 ml Wodka oder Korn • 10 Tropfen Mandarinenöl • 5 Tropfen Orangenöl • 5 Tropfen Neroliöl • 2 Tropfen Vetiveröl • 2 Tropfen Kamillenöl (römisch)

● Öle, Hydrolat und Alkohol in einer 50-ml-Braunglasflasche mit Sprühaufsatz mischen. Vor jeder Anwendung sehr gut durchschütteln.

● Jeden Abend circa 15 Minuten vor dem Schlafengehen im gut gelüfteten Schlafzimmer sprühen, 2–3 Sprühstöße auf ein Tuch sprühen und auf das Kopfkissen legen.

● Bei bettlägerigen Menschen mehrere Stöße auf ein Handtuch o. Ä. sprühen und dieses in der Nähe der betroffenen Person aufhängen.

Heilend und heilig

» Diese ätherischen Öle zeigen auf verblüffende Weise, wie eng körperliche Heilung und spirituelle Öffnung zusammenhängen können. In Zeiten von Sinnsuche und inneren Zweifeln sowie beim Abschiednehmen auf dem letzten Weg auf Erden können sie helfen, offene Themen zu beenden und Frieden zu finden.

Vertreter

- Weihrauch (*Boswellia sacra, Boswellia serrata*)
- Palo santo (*Bursera graveolens*)
- Iriswurzel (*Iris germanica, Iris florentina*)

Inhaltsstoffe Je nach Herkunftsregion bestehen der arabische und der indische Weihrauch zum größten Teil aus Monoterpen-Verbindungen, ebenso der südamerikanische Weihrauch namens Palo Santo. Iriswurzelöl besteht, wenn man das seltene und kostspielige Destillat bekommt, zum Großteil aus Sesquiterpenketonen.

Wirkungen Weihrauchöle wirken lokal schmerzlindernd, bei Husten und Erkältungen sekretlösend und die Raumluft desinfizierend. Palo-Santo-Öl wirkt besonders schmerzlindernd. Irisöl ist so teuer, dass man es eher nicht bei körperlichen Beschwerden wie Nasennebenhöhlenentzündungen verwenden wird.

Anwendungen Weihrauchöle werden gerne für Schmerzsalben und -öle verarbeitet, auch in klärenden Raumsprays machen sie sich gut. Irisöl wird von einigen Anbietern in einer einprozentigen Verdünnung verkauft. Dieses wird als kostbares persönliches Parfüm verwendet und begleitet als Unterstützer in der letzten Phase des irdischen Lebens.

Das Harz einiger Weihrauchbaumarten stammt aus dem östlichen Afrika und aus Indien. Es überzeugt durch seine entzündungshemmenden und abschwellenden Eigenschaften. Auf dem Markt sind sehr unterschiedliche Weihrauchqualitäten, sodass sich Vergleiche bei verschiedenen Ölanbietern lohnen. In Weihrauchkapseln, die das pulverisierte Harz enthalten, findet sich der Inhaltsstoff Boswelliasäure, der noch stärker in diese Richtung wirkt und bereits gut untersucht ist.

Palo Santo wird aus dem Holz eines südamerikanischen Baumes aus der gleichen Pflanzenfamilie destilliert. Das seltene und kostbare ätherische Öl duftet auch stark in diese Richtung, jedoch mit zarten pfefferminzig-rauchigen Untertönen, je nach Qualität und Firma. Der Duft ist

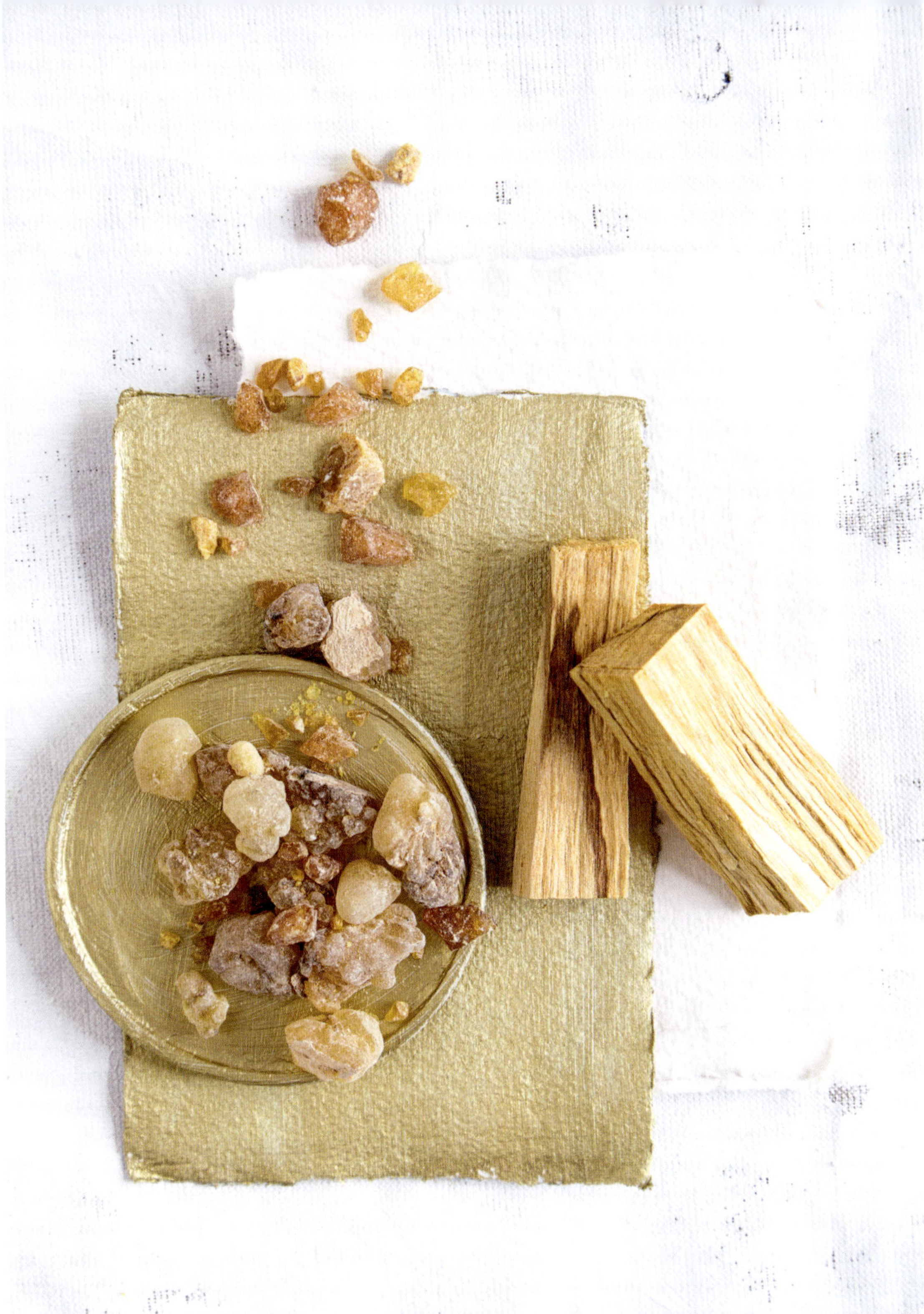

in der Räucherszene bekannt und wird gerne zur Vertiefung der Meditation eingesetzt. Er kann gewissermaßen für andere Sphären öffnen. Das ätherische Öl wiederum ist ein mächtiger schmerzlindernder Helfer, der auf der körperlichen Ebene für Ruhe sorgen kann.

Aus der knolligen Iriswurzel (tatsächlich handelt es sich um ein Rhizom) kann mithilfe von Lösungsmitteln ein relativ preiswertes, jedoch oberflächlich duftendes Absolue gewonnen werden. Wird die unscheinbare Knolle nach dem mühsamen Schälen in einem aufwändigen und circa drei Jahre währenden Prozess getrocknet, fermentiert und destilliert, erhält man einen himmlischen Duft zu einem überirdisch hohen Preis: 1 ml (circa 25 Tropfen) kostet über 200 Euro! Es duftet jedoch am feinsten, wenn es maximal 1 %ig verdünnt wird (am besten in Alkohol), sodass sich jeder diese pudrig-erdige Freude leisten kann.

Interessanterweise habe ich beobachtet, dass junge Frauen ihn oft furchtbar finden und reifere Menschen sich »drin baden könnten«. Iris, die Göttin des Regenbogens, ist der älteren Menschenseele vermutlich bereits näher als einem Teenager, jenseits der vierzig Lenze bedarf es manchmal auch schon tiefer gehenden Trostes. Nie werde ich die Begegnung mit einer nicht sehr alten Frau vergessen, die gebeugt und in tiefster Trauer um ihren Sohn, den sie am Vortag beerdigt hatte, zu mir kam. Ich hatte ein Fläschchen Irisöl in der Hosentasche, da es mich nach nervenaufreibenden Reisen zu meinen Seminaren wieder erdet. Ich ließ sie daran riechen und konnte sehen, wie sie tief durchatmete und sich aufrichtete. Keine Frage, ich schenkte ihr den kostbaren Helfer. Einige Monate später kam sie strahlend zu mir und erzählte, sie habe sich verlobt.

Dieses Erlebnis, diese Wandlung von »am Boden zerstört« zu »ich schaue wieder nach vorne« hat mich tief berührt und beschreibt sehr gut den Einsatz dieses Duftes in der Trauer- und Sterbebegleitung. Irisöl wird gerne angenommen, wenn nichts Anderes übrigbleibt, als den Regenbogen anzuschauen und ihn mit einem inneren Blick und Gelassenheit überschreiten zu können.

Zu beachten

In den üblichen Verdünnungen sind diese Öle hervorragend verträglich.

Innenblicke

10 ml Jojobaöl • 3 Tropfen Irisöl, 1%ig • 1 Tropfen Weihrauchöl • 1 Tropfen Benzoeharz

- Alle Düfte gut miteinander vermischen und in einen Roll-on aus Glas füllen (Anleitung Roll-on, Seite 25), bei Bedarf auf Handgelenke (Puls) auftragen und einen Tupfer unter die Nase reiben, tief einatmen.

- Ergänzend kann das Kopfkissenspray verwendet werden.

Wichtig Bitte beachten Sie, dass dieses Produkt nur von einer Person verwendet, also nicht weitergegeben wird, denn durch das Auftragen und Rollen kommen Hautschüppchen in den Roll-on.

Gelenk-Wunder

50 ml Johanniskrautöl • 10 Tropfen Palo-Santo-Öl • 10 Tropfen Weihrauchöl • 10 Tropfen Zitroneneukalyptusöl

- Gut in einer 50-ml-Braunglasflasche mischen und dreimal täglich auf die schmerzenden Gelenke auftragen.

- Bei plötzlich aufflammenden Arthroseschmerzen in den kleinen Finger- oder Fußzehengelenken kann ein Tropfen unverdünntes Palo-Santo-Öl schnelle Erste Hilfe leisten: Die entstehende Entzündung kann damit abgeblockt werden.

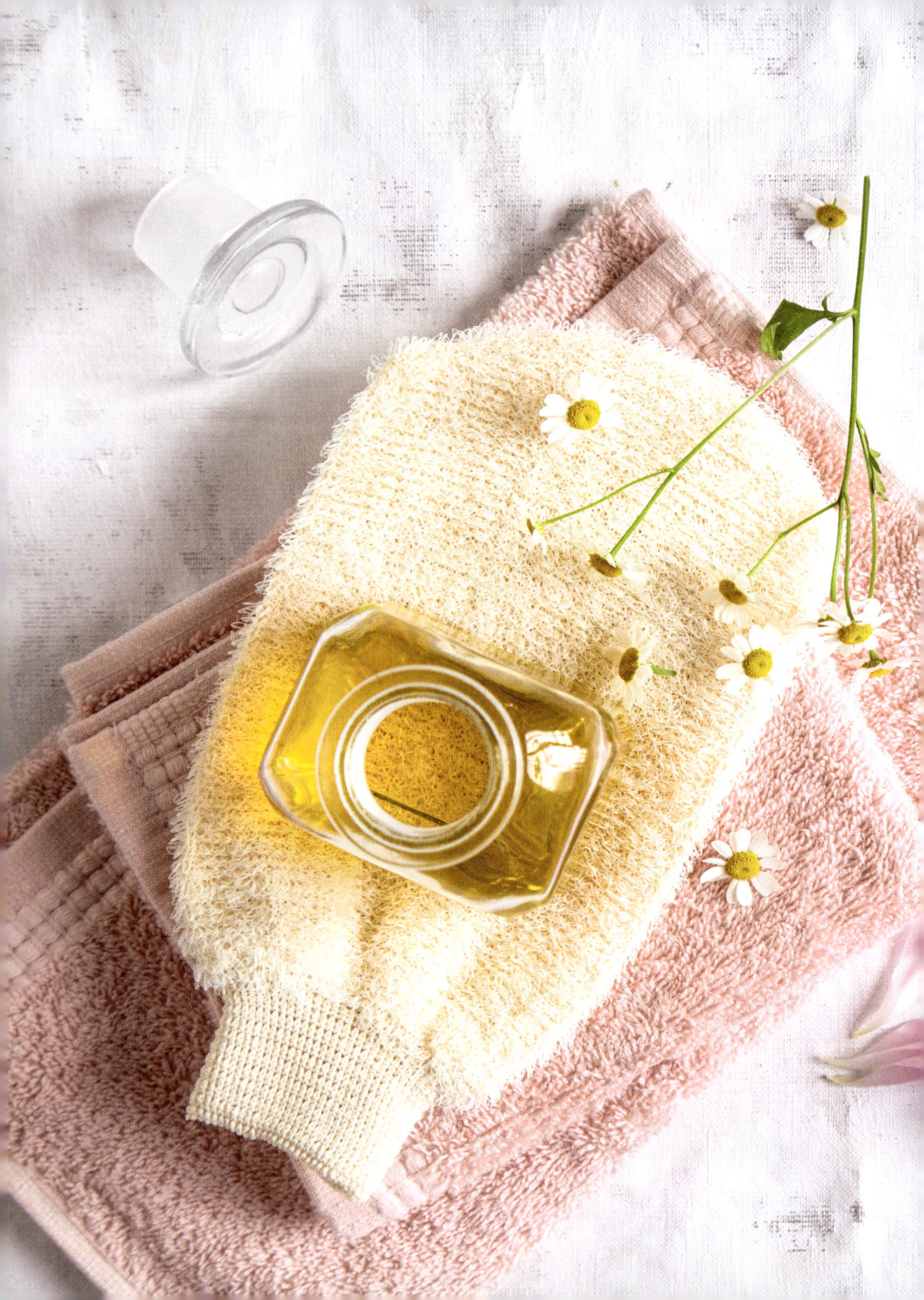

Mit ätherischen Ölen lindern und pflegen

Ätherische Öle verbinden Wohlfühlfaktor und medizinische Unterstützung auf ideale Weise, um chronisch kranken Menschen mehr Lebensqualität zu geben.

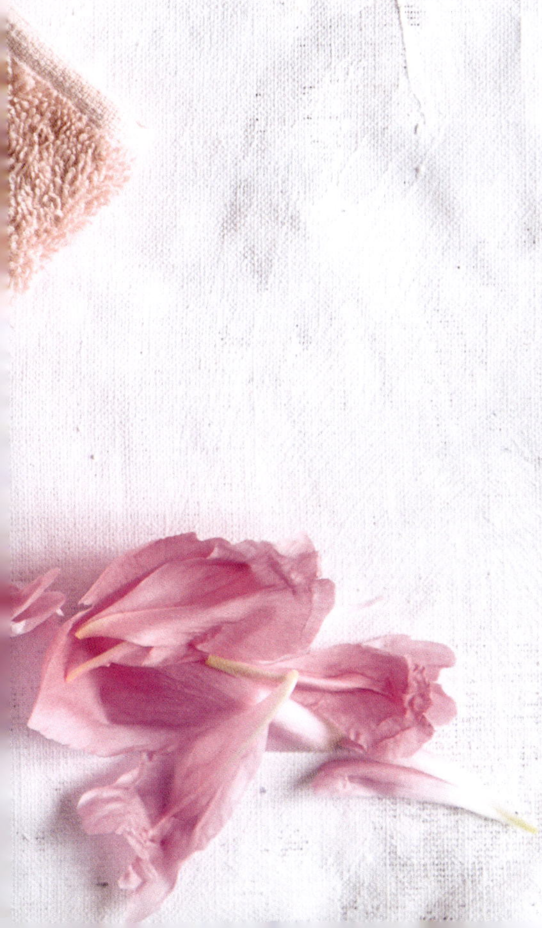

Aromapflege für Sie

Ätherische Öle können durch ihre psychische »Nebenwirkung« den Leidens-Teufelskreis durchbrechen, denn ein Wohlfühlduft kann die Wirkung von Medikamenten ergänzen.

Der Begriff »Aromapflege« hat sich in den deutschsprachigen Ländern seit gut 20 Jahren etabliert; er umschreibt krankenpflegerische Anwendungen mit ätherischen Ölen. Es wird also mit ätherischen Ölen nicht therapiert, sondern es werden begleitend zur Arbeit von Ärzten und Heilpraktikern die Gesundheit gestärkt, der Heilungsprozess beschleunigt und vor allem die Lebensqualität verbessert, insbesondere wenn es sich um sehr einschränkende Zustände handelt.

Das Begleiten und Pflegen mit genuinen ätherischen Ölen kann sowohl für betroffene kranke Menschen als auch für die Personen, die sie betreuen, eine individualisierte und schöne Anwendung sein, insbesondere, um nicht passiv mit ansehen zu müssen, wie jemand einem womöglich kalten und bürokratisch agierenden System ausgeliefert ist. Im privaten Bereich können Rezepturen begleitend zu vom Arzt verschriebenen Maßnahmen vorgenommen werden. Die Geruchsempfindung der zu behandelnden Person muss mit einbezogen werden: Ihr muss der Duft der Rezeptur zusagen. Abgelehnte Gerüche werden nicht angewendet.

Mit einer ganzheitlich eingesetzten Aromapflege können mehrere Ziele gleichzeitig erreicht werden:

- Entspannung wird gefördert, Ängste vor medizinischen Maßnahmen werden verringert.
- Die in der fremden Umgebung auftretenden Schafstörungen können reduziert werden.

- Vertraute Düfte z.B. von Zitrusdüften, Küchenkräutern oder Gewürzen fördern das Wohlbefinden und können Erinnerungen an gesunde Zeiten wachrufen.
- Das Herz-Kreislauf-System wird unterstützt und die Durchblutung wird leicht gefördert. Dadurch können Heilungsprozesse reibungsloser ablaufen.
- Das Immunsystem wird unterstützt, Keime besser abzuwehren und selbst Reparaturmaßnahmen, beispielsweise bei Operationsnarben, vorzunehmen.
- Die Keimlast in der unmittelbaren Umgebung der erkrankten Person kann durch ätherische Öle nachweisbar verringert werden. Infektionsgefährdete Wunden und andere infektiöse Abläufe können abgemildert oder gar vermieden werden.
- Waschungen und andere Hygienemaßnahmen werden von vertrauten Düften begleitet. Über diese kann gesprochen werden, peinliche Momente können abgemildert werden.
- Die Haut wird in ihren physiologischen Prozessen unterstützt. Hautprobleme werden in den meisten Fällen deutlich gebessert.
- Die Atemfunktion wird verbessert, angesammeltes Sekret wird leichter gelöst, das Abhusten sanft gefördert.
- Das Verdauungssystem sowie Ausscheidungsfunktionen können unterstützt werden.

Da aromapflegerische Maßnahmen mit stark verdünnten ätherischen Ölen durchgeführt werden, können sich Betreuer immer sicher sein, ihre Schützlinge niemals zu gefährden. Diese Verdünnungen entsprechen kosmetischen Anwendungen, von denen auch bei kranken und zerbrechlichen Personen keine negativen Effekte zu erwarten sind.

Zu beachten

Wichtig ist es, vor der ersten Anwendung einen Verträglichkeitstest (Seite 142) durchzuführen: Die bereits verdünnte Mischung (so wie sie für die Pflegemaßnahme vorgesehen ist) wird am besten auf die Ellenbogenbeuge dünn auftragen. Nun wartet man 10–15 Minuten. Treten Rötungen oder Juckreiz auf, darf das Produkt nicht angewendet werden.

Alltagsbeschwerden

Bei vielen behandlungsbedürftigen Erkrankungen gibt es gute und schlechte Tage: Manchmal plagen Kopfschmerzen, ein Medikament verursacht Juckreiz, Blutverdünner verursachen »blaue Flecken« (Hämatome), Schwindelattacken ruinieren den Alltag, die Haut reagiert »sauer« mit Pickeln, Rötungen und Schuppen. Manchmal kann sogar ein Fieberschub einem das Leben schwermachen. Besonderes Augenmerk möchte ich auf die sogenannten unruhigen Beine legen. Man kann nicht stillliegen, die Beine – vor allem die Unterschenkel – kribbeln, sie müssen ständig bewegt werden, Ruhe und Ausruhen werden unmöglich.

Diese »Wehwehchen« rufen geradezu nach einem Einsatz von ätherischen und fetten Ölen sowie Hydrolaten! Die im Folgenden vorgeschlagenen Rezepturen können Sie ganz einfach selber herstellen. Sie benötigen nur wenige Zutaten. Die Gefäße können bei verschiedenen Anbietern bestellt werden oder Sie recyceln gut gereinigte Nasensprayfläschchen und Kosmetikdöschen. Ist mal ein ätherisches Öl nicht zur Hand, lässt man es einfach weg, in den allermeisten Fällen wirken die Rezepturen trotzdem wie vorgesehen. Das Ziel ist immer, die betroffene Person, egal wie ihre »offizielle« Diagnose lautet, individuell und mit ihren jeweils aktuellen Symptomen zu begleiten. Ätherische Öle haben – wenn in den empfohlenen physiologischen Verdünnungen angewendet – keine Nebenwirkungen im Sinne von pharmakologischen Mitteln. Hydrolate und fette Öle sind in der perfekten Dosierung mit heilenden und wohltuenden Molekülen ausgestattet.

Das Schöne an vielen ätherischen Ölen ist die psychische »Nebenwirkung«, sodass der Schmerz-Teufelskreis auf sanfte Weise durchbrochen werden kann, denn die Freude über einen Wohlfühlduft kann stärker wirken als so manches Medikament, das nicht sinnlich-ganzheitlich erfahren werden kann. Geht es auf der psychischen Ebene gut oder besser, tritt eine gewisse ENT-Spannung ein, sodass auch Schmerzen verschwinden können.

Kopf-Blitzableiter

» Fast jeder Mensch hat irgendwann mal (oder regelmäßig) Kopfschmerzen. Wird der Pfefferminzöl-Roll-on bereits zu Beginn eingesetzt, lässt sich die Attacke abwenden oder zumindest abmildern.

10 ml Wodka oder Korn • 8 bis 10 Tropfen Pfefferminzöl • 3 Tropfen Bergamotteminzeöl • 1 Tropfen Majoranöl

- Öle und Alkohol in einem Roll-on mischen (Anleitung Roll-on, Seite 25), vor Gebrauch schütteln, alle 10 Minuten auf Schläfen, Stirn und Nacken auftragen.

- Wenn Sie die Tropfenzahl halbieren, erhalten Sie eine Mischung, die für Kinder ab circa acht Jahren geeignet ist.

Meist tritt nach fünf bis sechs Anwendungen eine deutliche Verbesserung ein. Auch Aufsprühen im Kopfbereich und Einatmen von Pfefferminzhydrolat kann helfen. Falls im klinischen Bereich keine selbst gemachten Produkte zugelassen sind, gibt es in jeder Apotheke Euminz®, das genauso angewendet wird.

Wichtig Bitte beachten Sie, dass dieses Produkt nur von einer Person verwendet, also nicht weitergegeben wird, denn durch das Auftragen und Rollen kommen Hautschüppchen in den Roll-on.

Flottmacher für Blutdruck und Müdigkeit

» Das Destillationswasser des kampferhaltigen Rosmarinstrauches wird gerne als »Espresso der Nachtwache« bezeichnet. Zudem wirkt es regenerierend auf die Leber. Es ist also ideal in müden Zeiten, insbesondere bei Phasen der Frühjahrsmüdigkeit und auch wenn einem leicht schwindelig ist.

1 Flasche Rosmarinhydrolat (100 ml)

- Einen Sprühstoß auf ein Stückchen Zucker sprühen oder direkt auf die Zunge, etwas einspeicheln, dann schlucken.

Tipp Rosmarinhydrolat kann auch bei der sogenannten Fatigue in Zeiten von schweren Tumorbehandlungen eine überaus nützliche Alltagshilfe sein.

Schwindel-Entschleuniger

» Erstaunlich viele Menschen reagieren mit Schwindel auf diverse Medikamente, Eingriffe, Narkosen etc. Ein kleiner Schluck Rosmarinhydrolat (¼ Teelöffel) kann minutenlang eingespeichelt werden und so im Kopf eine bessere Mikrozirkulation unterstützen.

10 ml Johanniskrautöl • 2 Tropfen Rosmarinöl Ct. Cineol oder Ct. Campher/Borneon • 1 Tropfen Rosengeranienöl • 1 Tropfen Basilikumöl • 1 Tropfen Myrtenöl Ct. Myrtenylacetat

- In einem Braunglasfläschchen gut mischen, morgens und mittags hinter und vor den Ohren sanft einreiben.
- Eventuell eine Abendvariante dieser Rezeptur ohne Rosmarinöl herstellen, dieses durch 2 zusätzliche Tropfen Myrte ersetzen.

Manchmal ist der Schwindel gegen herkömmliche Behandlungsversuche resistent und hält wochenlang an. Die Schulmedizin betrachtet ihn gerne als geringes Übel, wenn er schwere Krankheiten begleitet. Er ist jedoch unangenehm und bringt ein Verletzungsrisiko und eine Sturzgefahr mit. Besserung kann das stark durchblutungsfördernde Rosmarinöl bringen.

Stimmungs-Achterbahnen

» Schwere Krankheiten bringen Verzweiflung, Ängste und regelmäßige Stimmungsschwankungen mit sich. In den dunklen Wintermonaten ist dieses Öl ein wahrer Lichtbringer! In der Duftlampe oder im Vernebler-Gerät ist Bergamotteöl ein Sicherheitsnetz bei seelischen Achterbahnfahrten.

Winter-Lichtbringer 25 ml Johanniskrautöl • 25 ml Jojobaöl • 10 Tropfen Bergamotteöl • 10 Tropfen Limettenöl • 10 Tropfen Benzoeextrakt

Sommer-Laune 10 ml Aloe-vera-Gel • 10 ml Jojobaöl • 5 Tropfen Bergamotteminzeöl • 2 Tropfen Lavendelöl • 2 Tropfen Neroliöl • 1 Tropfen Rosengeranienöl

- Gut vermischen und auf die Haut auftragen, sei es als morgendliches Körperöl nach dem Duschen, als abendliche Fußmassage oder in einen Roll-on (Anleitung Roll-on, Seite 25), dann mehrmals täglich auf die Unterarme auftragen.

Das wunderbar erfrischend duftende Öl aus den Schalen der sauer-bitter schmeckenden Bergamotte enthält Moleküle, die die Lichtausbeute verbessern. Damit sind Mischungen mit diesem Öl nicht im Sommer auf der Haut anzuwenden.

Dufter Feuerlöscher

» Ob durch Medikamente oder wegen der nützlichen Abwehrmaßnahme Fieber: Kühlende Pfefferminze verschafft wohltuende Linderung.

10 ml Kokosfett nativ • 2 Tropfen Zitronenöl • 2 Tropfen Pfefferminzöl

● Das Kokosfett sanft schmelzen (Heizung), mit den ätherischen Ölen mischen und bei Bedarf auf Unterarme und -schenkel reiben. Vorher Pfefferminzehydrolat aufsprühen, verbessert den Effekt.

Viren-Prophylaxe

» Es gibt Zeiten, in denen die ganze Umgebung mit Krankheitskeimen verseucht zu sein scheint.

Virenschutz

10 ml Johanniskrautmazerat • 2 Tropfen Ravintsaraöl • 1 Tropfen Lorbeeröl • 1 Tropfen Zitroneneukalyptusöl • 1 Tropfen Thymian Ct. Thymol

● Die Öle mischen und mehrfach täglich am seitlichen Hals unterhalb der Ohren in Richtung Schlüsselbein streichen.

Neben dem hoch wirksamen Lutschen von antiviral wirksamem nativem Kokosfett, das auch in die Nasenöffnungen aufgetragen werden kann, sollten Sie dreimal täglich Cistus-Halspastillen unter der Zunge zergehen lassen. Sie schmecken nicht besonders, doch die Abwehrwirkung kann erstaunlich sein. Und hat es einen erwischt, kühlt eine Mischung aus Zitronen- und Pfefferminzöl wunderbar.

Ängste und seelische Nöte

Angst ist der große dunkle Vogel, der über einem schwebt, wenn das Leben aus den Fugen geraten ist. Angst macht klein, Angst lähmt, Angst nimmt die gewohnte Orientierung. Angst nimmt die Luft zum Atmen, insbesondere wenn eine schwere Krankheit diagnostiziert wurde.

Welch ein Glück, dass 2010 ein pflanzliches Medikament auf den deutschen Markt kam, das aus *Lavandula angustifolia*, dem Echten Lavendel, besteht. In etlichen wissenschaftlichen Arbeiten wurde bestätigt, dass eine der lila Kapseln pro Tag Unruhe und Ängste lindern kann. Wer den Duft von Lavendel mag, wird ihn auch anderweitig als beruhigenden Begleiter mögen: in abendlichen Bädern, im praktischen Inhalierstift für unterwegs, als Roll-on für Situationen, in denen der schwarze Vogel in den Sturzflug geht.

Nach einer niederschmetternden Diagnose fährt das Immunsystem durch den erfahrenen Schock herunter, dem Körper fehlt der Kampfesmut, um die bevorstehenden Herausforderungen annehmen zu können. Darum ist es immens wichtig, die Seele sofort aufzufangen. Viele ätherische Öle stehen hilfsbereit zur Seite: Die Römische Kamille gehört zu den zarten und doch ganz starken Pflanzen. Der Duft ihres ätherischen Öls erinnert an Gummibärchen und grüne Äpfel. Es steckt voll von ungewöhnlichen Estern (u.a. Butyrat), die beim Stoffwechsel unserer Gehirnbotenstoffe mitwirken.

Alle Blütendüfte enthalten Signalstoffe, die Insekten anlocken und zwecks Bestäubungsaufgabe euphorisieren können. Es klingt fast zu schön, um wahr zu sein, doch auch wir Menschen besitzen Rezeptoren für diese Stoffe, können also auf die stimmungsaufhellende Wirkung von Rose, Jasmin, Osmanthus, Mimose, Magnolie und anderen blumigen Helfern zählen. Nicht zu vergessen die Blätter der pflegeleichten Rosengeranie, die fein rosig duften Sie haben die einzigartige Gabe, seelische Achterbahnfahrten abzubremsen. Wer zu sehr im Gedankenkarussel steckt, wird die erdende Wirkung von Sesquiterpen-Molekülen in holzig und wurzelig duftenden ätherischen Ölen als schützenden Mantel schätzen lernen.

Geborgenheit

» Ein gemütlicher Duft nach Wärme und Geborgenheit kann Menschen helfen, sich weniger verloren und einsam zu fühlen. Wenn die Seele wieder Licht am Horizont zu sehen bekommt, kann die ganzheitliche Heilung wieder stattfinden.

50 ml Sesamöl • 15 Tropfen Orangenöl • 5 Tropfen Vanilleextrakt • 3 Tropfen Cardamomöl • 1 Tropfen Cistrosenöl

● Alle Öle miteinander vermischen und dieses Körperöl nach Bedarf in die feuchte Haut einreiben.

Aus Enge wird Weite

» Damit Angstzustände nicht die Luft zum Atmen nehmen, damit das Leben, egal wie belastet es sein mag, wieder positiver gesehen kann, kann man gut den bezaubernden Gute-Laune-Duft der Grapefruit einsetzen. Mit eingebauter Lächeln-Garantie!

10 ml Jojobaöl • 3 Tropfen Grapefruitöl • 1 Tropfen Kamillenöl (römisch) • 1 Tropfen Tonkaextrakt

● Alle Öle miteinander vermischen und in einen Roll-on aus Glas füllen (Anleitung Roll-on, Seite 25), bei Bedarf auf Handgelenke (Puls) auftragen und einen Tupfer unter die Nase reiben, tief einatmen.

Wichtig Bitte beachten Sie, dass dieses Produkt nur von einer Person verwendet, also nicht weitergegeben wird, denn durch das Auftragen und Rollen kommen Hautschüppchen in den Roll-on.

Öffnen und Schweben

» Schlimme Befürchtungen und Ungewissheit zermürben. Damit durch diesen traurigen Seelenzustand nicht auch noch das Immunsystem zusammenbricht, können ätherische Öle ein wenig Zuversicht zurückbringen. Dieses Rezept duftet deutlich herber als die voran gegangenen Mischungen.

1 Esslöffel Honig oder Sahne (Rahm) • 3 Tropfen Fichtennadelöl • 1 Tropfen Basilikumöl • 1 Tropfen Atlaszeder

- Gut mischen und in eine Schüssel mit circa 5 Litern sehr warmem Wasser geben.

- Bei Bedarf, vor allem abends, ein Fußbad damit genießen.

Weißer Vogel

» Wer regelmäßig und doch überraschend von Panikattacken überfallen wird, sollte einen fein duftenden Inhalierstift bei sich haben. Sobald das ungute Gefühl kommt, kann man dessen Intensität mit seinem persönlichen Wohlfühlduft abfedern.

2 Tropfen Grapefruitöl • 1 Tropfen Jasmin-Absolue • 1 Tropfen Neroliöl

- Die ätherischen Öle auf das Zellstoff-Röllchen eines Inhalierstifts geben (Anleitung Inhalierstift, Seite 24), zuschrauben und bei Bedarf, beispielsweise bei Panikattacken, mehrere Male tief einatmen.

Blumige Wiese (Grundmischung)

» Eine Grundmischung ist sinnvoll, wenn sie so vielseitig ist, dass sie für unterschiedliche Anwendungen eingesetzt werden kann. Dieser Duft ist fruchtig-lieblich und kann Assoziationen an unbeschwerte Kindertage wecken, sodass er Menschen helfen kann, denen kindlicher Trost guttut.

4 ml Mandarinenöl (circa 120 Tropfen) • 5 Tropfen Rosengeranienöl • 5 Tropfen Ylang-Ylang-Öl • 5 Tropfen Zitronenmyrtenöl • 2 Tropfen Kamillenöl (römisch) • 2 Tropfen Rosenöl (kostspielig, kann weggelassen werden)

- Diese ätherischen Öle, gut in einer Braunglasflasche vermischt, ergeben eine sogenannte Grundmischung.

- Einige Tropfen davon im Vernebler oder in der Duftlampe beduften den Raum, können ein Krankenzimmer angenehmer gestalten, bringen ein Stück Natur und Normalität zum Patienten.

Licht am Ende des Tunnels

» Auch der optimistischste Mensch verliert einmal den Blick nach vorne. Es fällt mitunter schwer, Pläne für die Zukunft zu schmieden. Die Farbe einer Orange symbolisiert schöne Sonnenaufgänge. In wissenschaftlichen Arbeiten konnte ihr ätherisches Öl bereits mehrfach zeigen, dass es angstmindernd wirkt.

50 ml Wodka oder Korn • 25 Tropfen Orangenöl • 3 Tropfen Rosengeranienöl • 2 Tropfen Basilikumöl

- Öle und Alkohol in einer 50-ml-Braunglasflasche gut mischen, vor jeder Anwendung gut schütteln, mehrfach täglich in der Nähe der kranken Person in die Raumluft sprühen.

AIDS und Störungen des Immunsystems

Eine Infektion mit dem HI-Virus ist heute zum Glück kein Todesurteil mehr, die Symptome müssen noch nicht mal zwangsläufig ausbrechen. Die Medizin hat heutzutage eine gute Palette an Hilfsmöglichkeiten zur Hand. Allem voran muss eine Stabilisierung des Immunsystems stehen. In der Aromatherapie haben wir für diesen Bereich einige hervorragend regulierend wirksame ätherische Öle und ein besonders hilfreiches Hydrolat zur Verfügung, beide sogar von heimischen Feldern!

Das ätherische Öl der Echten Melisse enthält fast in der Proportion 1:1 antivirale und immunmodulierende Inhaltsstoffe. Dieses sollte zusammen mit seinem Destillationswasser ins tägliche Leben eingebaut werden. Das Hydrolat kann in kleinere Fläschchen abgefüllt werden und mehrmals täglich auf die Zunge gesprüht werden oder als »Kragenspray« eingesetzt werden, sodass etwas davon auf die Haut kommt (Gesicht, Hals, Decolleté) und eingeatmet wird. Ein Tropfen des ätherischen Öles könnte zum Begleiter in einem Inhalierstift werden, zusammen mit je zwei Tropfen Manuka und Atlaszeder.

Menschen, die an einem schwächelnden Immunsystem leiden, weil sie aus verschiedenen Gründen Immunsuppressiva einnehmen müssen (nach Transplantationen, bei Autoimmunerkrankungen), werden auch von den folgenden Rezepturen profitieren. Sie unterstützen das Wohlbefinden der betroffenen Patienten unspezifisch und ganzheitlich. Verschiedene »Dauergäste« machen sich breit, wenn das Immunsystem nicht mehr richtig arbeitet, auch können die Medikamente zu unerwünschten Nebenwirkungen führen. Die Probleme bilden einen Symptomenkomplex: Gürtelrose (Zoster), Nachtschweiß, bleierne Müdigkeit, Appetitlosigkeit, krampfende Durchfälle, wunder Intimbereich oder geschwollene Lymphknoten. Letztere lassen sich hervorragend mit Lorbeeröl »in Schach halten«, man verdünnt einfach einen Tropfen davon in einem Teelöffel Olivenöl und trägt es sehr sanft auf die geschwollenen Knoten auf. Darum muss die Devise des begleitenden Aromatherapeuten lauten: stärken und jedes einzelne Symptom so gut lindern wie möglich.

Schwung und Wachheit

» Viele schwere Krankheiten gehen mit einer bleiernen Müdigkeit einher, der Mensch kann sich zu nichts mehr aufraffen, weil schlicht die Kraft fehlt. Diese Kombination bringt wieder Schwung, damit die neuen Herausforderungen und Hürden genommen werden können.

30 ml Jojobaöl oder Aloe-vera-Gel • 5 Tropfen Rosmarinöl Ct. Cineol • 5 Tropfen Pfefferminzöl • 5 Tropfen Zedratöl (oder Zitronenöl) • 3 Tropfen Salbeiöl (Thujon-arm)

- Das Öl oder das Aloe-vera-Gel mit den ätherischen Ölen vermischen und nach Bedarf in die feuchten Unterarme einreiben, vorzugsweise vorher mit Rosmarinhydrolat anfeuchten.

- Dieses sollte auch auf die Zunge gesprüht werden und für 1 bis 2 Minuten eingespeichelt werden. Es wird gerne »der Espresso der Aromatherapie« genannt und sorgt für Schwung und Aufmerksamkeit.

Mundhöhlen-bewohner-Abwehr

» Wenn das Immunsystem aus unterschiedlichen Gründen geschwächt ist oder sogar durch Medikamente »abgestellt« werden muss, drohen am ganzen Körper Infektionen. Die feuchtwarme Mundhöhle ist eines der ersten Ziele von Pilzorganismen.

30 ml Sesamöl • 20 g Kokosfett • 4 Tropfen Teebaumöl (beste, frische Qualität!) • 4 Tropfen Zitronenöl • 3 Tropfen Manukaöl • 3 Tropfen Cardamomöl

- Beide Fette vorsichtig auf der Heizung oder in einem Wasserbad schmelzen, gut vermischen, die ätherischen Öle dazu geben und in eine Braunglasflasche füllen.

- Zweimal täglich einen Teelöffel mindestens 5 Minuten im Mund schwenken und zwischen den Zähnen durchziehen. Bei pflegebedürftigen Menschen »pinselt« man ein wenig von diesem Öl in den Mundraum mit einem Wattestäbchen.

- Dann ausspucken, am besten in Zeitungspapier und im Müll entsorgen (sonst werden die Rohre zu ölig).

Verwendet man statt Cardamomöl Nanaminzeöl entsteht ein vertrauter Kaugummi-Geschmack.

Blumenstrauß für Gürtelrose

» Ein schwächelndes Immunsystem öffnet Viren Tür und Tor. Ganz schnell können sie relativ harmlose Lippenbläschen auslösen, aber auch sehr schmerzhafte Episoden der Gürtelrose. Die Aromatherapie kennt eine starke Waffe.

15 ml Johanniskrautöl • 15 ml Calophyllumöl • 10 Tropfen Ravintsaraöl • 5 Tropfen Melissenöl • 1 Tropfen Cistrosenöl

- Alle Öle miteinander vermischen und etwas von dieser Mischung bei Bedarf sehr sanft auf die betroffenen Stellen auftragen. Ein vorheriges Besprühen mit Melissenhydrolat unterstützt die Wirkung.

- Sind die Schmerzen auch zum noch so vorsichtigen Einreiben zu stark, so verwenden Sie eine Sprühflasche für Öle und benetzen Sie die schmerzenden Stellen leicht mit Öl.

- Diese Mischung kann auch tropfenweise auf Lippenbläschen (Fieberbläschen) aufgetragen werden, die von Viren ausgelöst werden.

Intimpflege im Team

» Genauso wie im feucht-warm-dunklen Mund siedeln sich Pilze und andere Mikroorganismen gerne im Intimbereich von immungeschwächten Menschen an. Entzündungen und Schmerzen können durch aromatische Pflegemaßnahmen vermieden oder zumindest verringert werden.

15 ml Johanniskrautöl • 15 ml Calendulaöl • 5 Tropfen Weihrauchöl • 1 Tropfen Kamillenöl blau oder Schafgarbenöl • 1 Tropfen Rosenöl

- Nach der sorgfältigen Reinigung mit der allersanftesten Syndet-Seife (für Kinderpflege) sehr gut trocken tupfen und auf die wunden Stellen auftragen.

Tipp Sie können auch einige Tropfen davon auf das Toilettenpapier geben und schon beim Abputzen pflegen.

Tipp Verwenden Sie keinesfalls feuchtes Toilettenpapier oder feuchte Kinder-Pflegetücher, diese enthalten Phenoxyethanol und andere reizende Stoffe.

Alzheimer und Duftgedächtnis

Wenn die Persönlichkeit eines Menschen aufgrund von demenziellen Veränderungen immer mehr entschwindet, leiden die Angehörigen vermutlich noch mehr als die betreffende Person, die freilich immer wieder ihre klaren Momente hat.

Das Erste, was bei einigen Demenzerkrankungen verschwindet, ist der Geruchssinn. Außerdem kommt es zu einem immer mehr ausgeprägten Verschwinden der Nervenzellen, die Acetylcholin produzieren. Ein Mangel an diesem Botenstoff verursacht viele der typischen Persönlichkeitsveränderungen dieser unheilbaren Erkrankung. Moderne Medikamente basieren auf Stoffen, die den Abbau des Botenstoffs verhindern. Auch Salbeiöl und einige Inhaltsstoffe von ätherischen Ölen können diesen Abbau verlangsamen. Bringt man Salbeiöl mehrfach am Tag für ½ Stunde in die Raumluft ein, dann haben viele Demenzpatienten mehr wache Minuten und Stunden.

Sinnvoll ist, demenziell veränderte Menschen durch ein regelmäßiges spielerisch gestaltetes Riechtraining mit ätherischen Ölen etwas »aufzuwecken«. Empfehlenswert ist, Düfte anzubieten, die dem Betroffenen früher gefallen haben: Erinnerungen an Waldspaziergänge (Weißtanne, Kiefer, Fichte) oder an Lieblingsspeisen (Orange, Vanille, Tonkabohne). Geben Sie je einen Tropfen von maximal zwei Düften auf einen Wattebausch oder ein Filzstückchen und lassen Sie die Person daran riechen. Sie sollte zu Assoziationen ermuntert werden, Erinnerungen dürfen hochkommen. Auf diese Weise kann das Sprachzentrum stimuliert werden und neuronale Verknüpfungen bleiben länger erhalten. Studien zeigen zudem, dass Demenzkranke, die mit den ätherischen Ölen der Melisse und des Lavendel behandelt werden, weniger an den drei gefürchteten A leiden: Angst, Agitiertheit, Aggression.

Aus meiner Praxis

Es gehört zu meinen ersten Erfahrungen mit ätherischen Ölen, dass ich bei einem Vortrag in einem Altenheim diverse Düfte herumgab und eine sehr alte Dame, die eigentlich nicht mehr »geistig anwesend« war, plötzlich freudig erregt auf den vanilligen Duft von Benzoe reagierte. Sie wollte das duftende Harz in den Mund stecken. Vielleicht wurden Erinnerungen an Adventstage, Geburtstagsfeiern und Kaffeekränzchen in ihr geweckt.

Starthilfe für Graue Zellen

» Um die Gehirnareale, die für die Erinnerungen zuständig sind, zu trainieren, sollte mehrmals pro Tag an Naturdüften gerochen werden und diese, wenn möglich, mit Worten und Assoziationen beschrieben werden. So können neue Verknüpfungen entstehen.

25 ml Wodka oder Korn • 25 ml Rosmarinhydrolat • 10 Tropfen Salbeiöl (Thujon-arm oder Lavendelsalbeiöl) • 10 Tropfen Zitronenöl • 10 Tropfen Rosmarinöl

- Öle, Hydrolat und Alkohol in einer 50 ml Braunglasflasche mit Sprühaufsatz mischen. Vor jeder Anwendung sehr gut durchschütteln.

- Mehrfach täglich in der Nähe der betroffenen Person in die Luft sprühen, eventuell mehrere Stöße auf ein Handtuch o. Ä. sprühen und in der Nähe aufhängen.

- Nicht am Abend anwenden, gegen 15 Uhr aufhören. Wer das Spray noch selbst anwenden kann, sollte ein paar Atemzüge davon einatmen.

Grundmischung Erinnerungsduft

» Damit die sich Erinnerungen, die gelebte Geschichte des erkrankten Menschen nicht so schnell in den Nebeln des Vergessens auflösen, können die grauen Zellen mit dieser Mischung sowie mit den Einzeldüften angeregt werden.

2 ml Weißtannenöl • 1 ml Bergamotteöl • 1 ml Rosmarinöl • 1 ml Salbeiöl

- Die ätherischen Öle in einer 5-ml-Braunglasflasche mischen und 5 bis 6 Tropfen auf einen Thermo-Duftstein oder in einen elektrischen Vernebler geben.

- 3- bis 4-mal täglich für jeweils 30 Minuten anstellen, nicht mehr 3 Stunden vor dem Schlafengehen.

- 5 bis 6 Tropfen dieses die intellektuellen Gehirnareale anregenden Duftes kann auch in einen Inhaliersstift gegeben werden, der betreffende Mensch kann nach Bedarf daran schnuppern.

- Jeder einzelne Duft kann auf Wattestückchen in kleine Schraubgläschen gegeben werden und an diesen wird regelmäßig geschnüffelt, Erinnerungen, Geschichten, Episoden des Lebens können dazu erzählt werden.

Wurzeln wie ein Baum-Balsam

» Die drei A »Angst – Aggression – Agitation« plagen nicht nur demenziell veränderte Menschen, sondern auch ihre Betreuer. Mit diesem Erdungsbalsam wird Ruhe möglich, das rastlose Umherwandern und Suchen kann reduziert werden.

20 g natives Kokosfett • 10 g Sheabutter • 10 Tropfen Lavendelöl • 1 Tropfen Melissenöl • 1 Tropfen Vetiveröl

- Beide Fette vorsichtig auf der Heizung oder in einem Wasserbad schmelzen, gut vermischen, die Öle dazugeben.
- In ein 30-ml-Salben- oder Cremedöschen abfüllen und fest werden lassen.
- Vor dem Schlafen oder bei Unruhe dünn auf die Fußsohlen oder Handflächen) geben.

Tipp Es gibt Hinweise darauf, dass der Verzicht auf weißen Zucker, Weißmehl und andere Kohlenhydrate die Alzheimer'schen Erkrankung verbessern kann. Die Aufnahme der notwendigen Kalorien erfolgt stattdessen durch hochwertige Öle und natives Kokosfett. Damit sind zumindest geringfügige Reparaturmechanismen der Nervenzellen gewährleistet.

Erinnerungssocke

» Menschen, deren demenzielle Veränderung bereits weit fortgeschritten ist, fallen oft durch ihr kindliches Verhalten auf und sie zeigen kindliche Bedürfnisse. Eine weiße Baumwollsocke kann durch Füllen und Abbinden wie eine schlichte »Puppe« aussehen und zu Erzählungen animieren.

1 Tropfen Latschenkieferöl • 1 Tropfen Zirbelkieferöl

- Eine alte Baumwollsocke wird mit ihrem zur Kugel gerollten Gegenstück oder mit Watte gefüllt, die zwei Tropfen mit Waldduft werden hineingegeben, die Socke wird mit einem Knoten geschlossen oder mit zwei Stücken eines hübschen Bandes einmal abgeschnürt und einmal verschlossen.

Die Person darf damit spielen, den »Schneemann« drücken, Geschichten dazu erzählen. Mit je einem Tropfen Benzoeharz und Lavendelöl gefüllt wird es eine Kuschelsocke, mit einem Tropfen Rosengeranie und Palmarosa entsteht eine Blumenpuppe.

Atmen und tief Luft holen

Von Kindesalter an gibt es zahlreiche Gesundheitsstörungen, die das tiefe Einatmen erschweren. Schon Babys leiden an obstruktiver Bronchitis, die sich in ein ausgewachsenes Asthma verwandeln kann. Reaktionen auf Umweltgifte und allergische Reaktionen auf »harmlose« Substanzen wie Hausstaub, Milben in den Betten und Pollen können das Leben stark beeinträchtigen. Nicht selten kommt es zu lebensbedrohlichen Zuständen, wenn jemandem buchstäblich die Luft ausgeht.

Nicht zuletzt ist schwere Atemnot bei unheilbaren und fortschreitenden Erkrankungen des Nervensystems und am Ende eines Lebens ein Zustand, der unbedingt gelindert werden muss. Die damit verbundene Angst (das Wort kommt aus dem Lateinischen *angustus*, das bedeutet Enge) wird sonst übermächtig, die Atmung wird noch flacher, der leidende Mensch gerät schnell in diesen Teufelskreis.

Bei obstruktiv reagierenden Atemwegen kann begleitend zu »schulmedizinischen« Notfallmaßnahmen in Form von Sprays und Inhalationen Schwarzkümmelöl eingenommen werden. Dieses Lebensmittel aus dem Nahen Osten schmeckt ein wenig nach Lakritze und Anis, denn es enthält den bronchienerweiternden Wirkstoff Nigellon. Dieser ähnelt den Inhaltsstoffen von Salbei- und Ysopöl. Menschen, die Schwierigkeiten mit ihrer Atmung haben, können eine vierwöchige Kur mit diesem fetten Öl machen: Es wird entweder teelöffelweise eingenommen und auf fertig gekochte Speisen gegeben (nicht erhitzen!). Wem der Geschmack zu intensiv ist, kann Schwarzkümmelöl-Kapseln im Reformhaus besorgen und nach Anweisung einnehmen. Nach dieser Kur sollte eine Pause von zwei bis drei Wochen erfolgen, dann kann eine zweite Runde eingelegt werden.

Eukalyptusöl gehört zu den klassischen ätherischen Ölen, die bereits seit langer Zeit auch von der etablierten Medizin akzeptiert werden. Je nach Zustand der Atemwege kann das Öl inhaliert werden (Schüssel-Handtuch-Methode, Vernebler, Inhalierstifte) oder als Kapsel eingenommen werden. Laut Studien, die an der Universität Bonn erfolgten, kann die Einnahme von Kapseln, die mit dem Hauptwirkstoff Eukalyptol (1,8-Cineol) gefüllt sind, die Menge des einzunehmenden Hydrokortisons reduzieren.

Brustsalbe

» Das fein duftende ätherische Öl aus dem Bischofskraut hat eine verblüffend entkrampfende Wirkung auf die glatte (unwillkürliche) Muskulatur, hilft somit bei stark krampfenden Atemwegen, sich wieder zu entspannen und zu öffnen.

20 g Sheabutter • 10 ml Schwarzkümmelöl • 3 Tropfen Petit-Grain-Öl • 3 Tropfen Bischofskrautöl • 3 Tropfen Fenchelöl • 3 Tropfen Thymianöl Ct. Linalool

- Fett und Öl vorsichtig auf der Heizung oder in einem Wasserbad schmelzen, gut vermischen, die ätherischen Öle dazugeben, in ein Salben- oder Cremedöschen abfüllen und fest werden lassen.

- Bei obstruktiver (»spastischer«) Bronchitis mehrfach täglich in Brust und Rücken einreiben. Für Kinder die Dosis der ätherischen Öle halbieren.

- Begleitend kann eine Kur mit Schwarzkümmelöl die Arbeit der Bronchien stabilisieren. Es ist in Kapselform erhältlich, kann jedoch auch tropfenweise auf Speisen gegeben werden (es hat aber einen strengen Geschmack).

Raumspray Wald-Erinnerungen

» Wer nicht mehr in der freien Natur unterwegs sein kann, wird sicher über den Duft dieses »Spaziergangs aus der Sprühflasche« dankbar sein. Seine Atemzüge werden tiefer, mehr Sauerstoff nährt den kranken Körper.

50 ml Wodka oder Korn • 15 Tropfen Fichtennadelöl • 10 Tropfen Weißtannenöl • 10 Tropfen Lavendelöl • Evtl. 3 Tropfen Bischofskrautöl

- Öle und Alkohol in einer 50-ml-Braunglasflasche mit Sprühaufsatz mischen. Vor jeder Anwendung sehr gut durchschütteln.

- Mehrfach täglich in der Nähe der betroffenen Person in die Luft sprühen, eventuell mehrere Stöße auf ein Handtuch sprühen und in der Nähe aufhängen.

- Wer das Spray noch selbst anwenden kann, sollte ein paar Atemzüge davon durch die Nase einatmen. Daran denken, regelmäßig zu lüften und frische Luft in den Raum zu lassen.

Luft zum Leben

» Atemnot gehört zu den sehr gefürchteten Symptomen bei schweren Erkrankungen und im Sterbeprozess. Mit dieser sehr behutsamen Anwendung, die auch angstmindernd wirkt, kann der Enge im Brustkorb etwas entgegengewirkt werden.

1 Esslöffel Olivenöl oder Johanniskrautöl • 1 Tropfen Fichtennadelöl • 1 Tropfen Myrtenöl »rot« Ct. Myrtenylacetat

- Mischen und sanft relativ großzügig auf den Brustkorb des Menschen mit Atemnot auftragen, mit einem angewärmten Handtuch abdecken.

- Unterstützend können Sie die Person an einer Schulter berühren und sanft die Atembewegung in Richtung »ruhige Atmung« führen.

- Diese Anwendung eignet sich auch bei intubierten Menschen, die den Duft nicht riechen können. Die Haut nimmt jedoch die Duftsignale auf.

Raucherentwöhnung

» An einer amerikanischen Universität wurden die ätherischen Öle des schwarzen Pfeffers und der Angelikawurzel auf ihre Wirkung hin untersucht, die Spitzen des dringenden Verlangens nach Nikotin bzw. Zigaretten abzumildern.

Öl des schwarzen Pfeffers • Angelikawurzelöl

- Je einen Tropfen auf ein Papiertuch geben und zwei Minuten trocken inhalieren, wann immer das Bedürfnis nach Zigarette, Schnupftabak oder Kautabak zu heftig wird.

Beide Öle ermöglichen nach der Studie einen verzögerten Griff zum nächsten »Kick«, wobei Pfefferöl den »Yeaper« besser reduzieren und kontrollieren konnte. Angelikawurzelöl dagegen verhalf besser zu einer Verzögerung bis zum nächsten Nikotinschub. So fällt im Falle einer schweren Erkrankung der Verzicht auf Zigaretten leichter.

Betthüten und liegen

Wenn jemand ans Bett gefesselt ist, sei es aufgrund einer akuten Erkrankung oder aufgrund einer chronisch fortschreitenden Krankheit, befindet sich der Körper in einem unnatürlichen Zustand. Die Lymphe, deren Transport auf die Bewegungen der Muskeln angewiesen ist, fließt nicht mehr richtig. Wasser sammelt sich an. Die Atmung wird immer flacher, die Versorgung mit Sauerstoff ist eingeschränkt. Die Muskeln schrumpfen durch den Mangel an Bewegung. Wer sich nicht mehr im Bett umdrehen kann, bekommt Druckgeschwüre (Dekubitus), die sich entzünden können. Gefürchtet sind hier die sogenannten Krankenhauskeime.

Darum sind Raumsprays mit ätherischen Ölen immens wichtig. Sie verhindern, dass die Umgebung der kranken Person ein Tummelplatz für Krankheitskeime wird.

Um die Atmung in Schwung zu halten, tragen Sie die oben erwähnte Ölmischung der Ölauflage mindestens einmal täglich auf Brust und Rücken auf, am besten mit einer sanften Klopfmassage. Hierzu tupfen Sie nach dem Auftragen des Öles auf der eingeölten Fläche mit den Fingerspitzen, so als würden Sie schnell »Klavier spielen«.

Druckgeschwüre entstehen an Stellen, an denen sich die Knochen sozusagen in das äußere Gewebe drücken. Das Gewebe wird abgedrückt und verletzt: Kreuzbein, Schultern, Knie, Ellenbogen sind besonders gefährdet. Um diese zu vermeiden, muss der kranke Mensch mehrmals täglich umgelagert werden und die Stellen, auf denen er vorwiegend liegt bzw. die sehr knochig sind, gut mit durchblutungsfördernden Salben gepflegt werden.

Hautselbstheilung (Dekubitus-Prophylaxe)

» Wir Menschen sind nicht für das Dauerliegen konstruiert. Muss es krankheitsbedingt dennoch so sein, sollte der Patient alle zwei Stunden umgelagert werden.

25 ml Johanniskrautöl • 25 ml Sesamöl • 10 Tropfen Lavendelöl • 5 Tropfen Palmarosaöl • 5 Tropfen Manukaöl

- Alle Öle miteinander vermischen und die gefährdeten Stellen sanft einreiben.

- Das vorherige Besprühen mit Rosen- oder Melissenhydrolat verbessert die Wirkung.

Alle Körperstellen, auf denen ein Mensch liegt, sollten täglich mit durchblutungsfördernden Produkten gepflegt werden, um Durchliegegeschwüre zu vermeiden.

Darmlaune

» Wer sich nicht aufrecht bewegen kann, muss auch mit einer Trägheit des Darmes rechnen. Um dem vorzubeugen, kann man ihn mit den milden Ölen aus zwei scharfen Pflanzen wieder in Bewegung bringen: Pfeffer- und Ingweröl feuern alle Lebensprozesse an. Majoranöl unterstützt etwaige Verkrampfungen.

5 ml Sesamöl • 1 Tropfen Pfefferöl • 1 Tropfen Ingweröl • 1 Tropfen Majoranöl

- Alle Öle miteinander vermischen und dieses Bauchöl bei Stuhlverstopfung im Uhrzeigersinn auf Unterbauch auftragen.

- Eine Wärmflasche unterstützt diese wohltuende Wirkung und wirkt auch vorbeugend gegen einen trägen Darm.

Lufterfrischung

» Ein Krankenzimmer ist selten eine Frischluftoase, am allerwenigsten, wenn sich mehrere kranke Menschen den Raum teilen müssen. Ein frisch duftendes Raumspray verbannt einen Überfall von Krankheitskeimen und erfrischt die Luft.

50 ml Wodka oder Korn • 10 Tropfen Waldkieferöl • 10 Tropfen Lemongrassöl • 10 Tropfen Zitronenmyrtenöl

- Öle und Alkohol in einer 50-ml-Braunglasflasche mit Sprühaufsatz mischen. Vor jeder Anwendung sehr gut durchschütteln.

- Mehrfach täglich in der Nähe der betroffenen Person in die Luft sprühen, eventuell mehrere Stöße auf ein Handtuch sprühen und in der Nähe aufhängen.

- Wer das Spray noch selbst anwenden kann, sollte ein paar Atemzüge davon durch die Nase einnehmen. Daran denken, regelmäßig zu lüften, frische Luft in den Raum zu lassen.

Atmungsbelebung

» Die frisch-waldig duftenden ätherischen Öle von diversen Nadelbäumen werden schon sehr lange zur Herstellung von Franzbranntwein und für atemstimulierende Zubereitungen verwendet. Bei bettlägerigen Menschen helfen sie, die Atemwege frei zu halten, damit sich keine Lungenentzündung entwickelt.

25 ml Johanniskrautöl • 25 ml Sesamöl • 10 Tropfen Latschenkiefernöl (oder Weißtannenöl) • 5 Tropfen Ravintsaraöl • 5 Tropfen Myrtenöl (türkisch) oder Lavandin • 5 Tropfen Rosmarin Ct. Cineol

- Alle Öle miteinander vermischen und circa einen Esslöffel dieser Pneumonieprophylaxe (ASE = Atemstimulierende Einreibung) sanft auf dem oberen Rücken auf beiden Seiten der Wirbelsäule einklopfen und einreiben.

- Das vorherige Besprühen mit Rosmarin- oder Kiefernnadelhydrolat verbessert die Wirkung.

- Ist die Atmung bereits durch festsitzenden Schleim erschwert: 2 Tropfen Alantöl dazugeben; ist die Atmung bereits krampfhaft und stockend: 2 Tropfen Bischofskrautöl dazugeben.

Wenn Antibiotika nicht mehr helfen

Ätherische Öle können die Wirkung von (eventuell nicht mehr aktiven) Antibiotika verstärken. Dieses Themengebiet wird bereits seit langem gründlich erforscht.

Ein Blick zurück

Bereits Anfang des 19. Jahrhunderts waren einige Inhaltsstoffe von ätherischen Ölen bekannt und Chemiker konnten diese auch bald im Labor nachbauen. 1876 gelang es deutschen Chemikern, aus Eugenol, dem Hauptduft der Gewürznelke, Vanillin zu »bauen«. Mit der Entdeckung der antiseptischen Wirkung ätherischer Öle wenig später begann die medizinisch-therapeutische Aromatherapie. Doch der Begriff wurde erst später geprägt.

1910 zeigte William Harrison Martindale (1874–1933), dass ätherisches Oreganoöl das stärkste bekannte pflanzliche Antiseptikum ist: Es wirkt 25-mal aktiver auf Kolibakterien als das damals eingesetzte Desinfektionsmittel Phenol. Der australische Wissenschaftler Dr. Arthur de Ramon Penfold (1890–1980) entdeckte, dass Teebaumöl 12-mal stärker als Karbolsäure wirkte.

Seit der Chemiker René-Maurice Gattefossé 1910 mit Lavendelöl eine bei einem Chemieunfall lebensgefährlich infizierte Wunde heilen konnte, befasste er sich mit den desinfizierenden Eigenschaften der Öle. Dem Franzosen verdanken wir den Begriff »Aromatherapie«, den er als Titel seines 1937 veröffentlichten Fachbuches erfand. Seitdem wird der therapeutische Einsatz der ätherischen Öle in Frankreich systematisch erforscht. Der Mediziner Paul Belaiche widmete 442 Seiten seines 3-bändigen »Traité de Phytothérapie et d'Aromathérapie« der Behandlung von Infektionskrankheiten mit ätherischen Ölen und schreibt: »Für den Phytotherapeuten ist die Aromatherapie die Speerspitze beim Kampf gegen die Bakterien«.

Das Geheimnis lüften

Wer den chemischen Aufbau und die biologische Wirkweise der duften Moleküle kennt, für den ist die »Kooperation« zwischen ätherischen Ölen und synthetischen Antibiotika kein Geheimnis. Ätherische Öle sind winzige, flüchtige und lipophile (fettlöslich) Bausteine. Viele ihrer Bestandteile dringen leicht in die Haut ein und können sich an unseren und an bakteriellen Zellmembranen (aus Fetten bestehend) anlagern. Die duften Moleküle öffnen somit den Weg für Antibiotika, gegen die die Keime resistent wurden. So sollte aus meiner Sicht bei lebensbedrohlichen Infektionen versucht werden, ätherische Öle als »Schützenhilfe« hinzuzuziehen. Prof. Dr. Warnke von der Schmerzklinik Kiel und sein Team um Dr. Sherry konnten eine Knochenmarkinfektion nach einem komplizierten Schienbeinbruch nach vergeblicher Antibiose mit ätherischen Ölen (Polytoxinol) erfolgreich behandeln.

Ein Blick nach vorne

Seit der Jahrtausendwende bringt die Antibiotikaforschung auch Erkenntnisse über ätherische Öle hervor, die sich im Labor nicht als bakterienhemmend zeigen. Keime werden immer resistenter – selbst gegen die »schärfsten« Antibiotika. Denn in Deutschland infizieren sich jährlich zwischen 400 000 und 600 000 Menschen bei stationären Klinikaufenthalten mit Krankheitserregern, mindestens 15 000 Menschen sterben daran. Weltweit sind es pro Jahr 700 000 Todesfälle.

Die »Zauberformel« von ätherischen Ölen gegen Keime heißt Quorum sensing – die Schwarmintelligenz oder Gemeinschaftswahrnehmung von Lebewesen. Bakterien nutzen Mechanismen und chemische Botenstoffe, um sich »abzusprechen« und eine Attacke erfolgreich und geschlossen auszuführen. Sie agieren wie ein Fisch- oder Vogelschwarm, der wie eine Einheit in Sekundenschnelle Richtungen ändert. Etliche Riechstoffe können diese »Unterhaltung« empfindlich stören: Der bakterielle Angriff findet dann eventuell noch statt, jedoch weniger effektiv. Ätherische Öle können als »Störsender« dienen, um befallenen Organismen Zeit zu geben, sich effektiver zu wehren.

7 gegen Bakterien und Pilze:

- Oregano (universell einsetzbar)
- Bohnenkraut
- Gewürznelke
- Zimtblätter und Zimtrinde
- Thymian Ct. Thymol
- Manuka
- Teebaum

7 gegen Viren:

- Melisse
- Ravintsara
- Zitroneneukalyptus
- Cistrose
- Zimtrinde
- Palmarosa
- Thymian Ct. Thujanol

Charme in Mund und Darm

Spätestens nach dem spannend geschriebenen Bestseller von Giulia Enders »Darm mit Charme« sollte es mit der Scham vorbei sein. Dieses fünf bis sieben Meter lange Organ mit einer unvorstellbaren Oberfläche von 30 Quadratmetern leistet jeden Tag bewundernswerte Schwerstarbeit. Aus der Nahrung muss er Treibstoff und Bausteine für unseren Stoffwechsel gewinnen und dabei auch noch den Müllmann spielen. Diese Arbeit beginnt bereits im Mund, wo wir mit gründlichem Kauen für einen guten Start sorgen sollten.

Die Schleimhaut im oberen Verdauungstrakt ist sehr empfindlich. Das merken wir meistens erst, wenn uns Aphthen und kleine Verbrennungen plagen, wenn Zähne für Ärger sorgen oder wenn Medikamente schädliche Nebenwirkungen in diesem Bereich ausüben. Viele Tumorbehandlungen zerstören die sich schnell teilenden Zellen im Verdauungstrakt. Hier ist rechtzeitige Vorsorge ein Muss (beispielsweise gleich zu Beginn einer Chemotherapie oder zu Beginn einer Bestrahlungsserie), damit die Lebensqualität nicht unnötig eingeschränkt oder gar die wichtige Nahrungszufuhr zur Qual wird.

Sanddornfruchtfleischöl ist einer der besten Helfer, wenn es darum geht, Reizungen, wunde Stellen bis hin zu Geschwüren zu begegnen. In gesunden und in kranken Tagen helfen einige eingespeichelte Tröpfchen dieses knallorangefarbenen und recht kostspieligen Öles. Es kann anschließend geschluckt werden, da es auch eine kleine Vitaminbombe ist. Xylit, auch Birkenzucker genannt, ist ein weiterer »Geheimtipp«, der bei bereits bestehenden schweren Schäden der Mundschleimhaut Linderung und Kühlung bringen kann. Man süßt damit sehr dünnen Kräutertee oder ein Glas warmes Wasser mit einem Teelöffel Kamillenhydrolat und lässt immer etwas davon im Mund, speichelt den Schluck ein paar Minuten ein, schluckt ihn dann ganz langsam.

Ein grausamer Begleiter vieler Erkrankungen, aber auch vieler Behandlungen und Vollnarkosen, ist heftige Übelkeit. Sie wird von vielen Betroffenen als wesentlich schlimmer beschrieben als Schmerzen. Dagegen ist zwar kein Kraut gewachsen, doch die knollige Wurzel der Ingwerpflanze kann für Linderung sorgen.

Übeltäter Übelkeit

» Wem schon einmal so richtig schlecht war, weiß, dass einem bei starker Übelkeit nur noch zum Sterben zumute ist. Zum Glück gibt es für diesen schrecklichen Begleiter vieler Krebstherapien inzwischen recht hilfreiche Medikamente, ätherische Öle ergänzen diese meistens sehr wirksam.

3 Tropfen Ingweröl • 2 Tropfen Zitronenöl • 1 Tropfen Pfefferminze

- Die Mischung auf das Vliesröllchen eines Inhalierstiftes geben (Anleitung Inhalierstift, Seite 24), zuschrauben und bei Bedarf, so oft wie nötig davon tief einatmen.

- Die Öle können je nach Empfindung unterschiedlich dosiert werden, also auch 3 Tropfen Pfefferminze, 2 Tropfen Ingweröl und 1 Tropfen Zitronenöl sind denkbar. Oder man verwendet nur einen dieser Düfte.

Tipp Unterstützend wirkt innerlich Nux vomica comp. von Weleda oder das homöopathische Mittel Okubaka, das die »Giftwirkung« der Chemotherapie lindern kann und so das Allgemeinbefinden verbessert.

Schmerzender Mund

» Als unwillkommene Begleiterscheinung vieler Krebsbehandlungen wird die Mundschleimhaut trocken (Xerostomie) und je nach Dauer extrem wund (Mukositis), sodass die Nahrungsaufnahme beschwerlich bis unmöglich wird. Rechtzeitige Behandlung kann das Schlimmste verhindern.

30 ml Traubenkernöl • 15 g Kokosfett • 5 ml Sanddornfruchtfleischöl • 1 Tropfen Cardamomöl • 1 Tropfen Manukaöl • 1 Tropfen Kamillenöl (deutsche)

- Beide Fette vorsichtig auf der Heizung oder in einem Wasserbad schmelzen, gut vermischen, die ätherischen Öle dazugeben und in eine Braunglasflasche füllen.

- Alle zwei Stunden je einen Teelöffel gut einspeicheln, also mindestens zwei Minuten im Mund hin und her schwenken und zwischen den Zähnen durchziehen.

- Danach ausspucken, am besten in etwas zerknülltes Zeitungspapier und im Müll entsorgen (ansonsten werden die Abwasserrohre zu ölig). Der Geschmack kann mit bis zu drei Tropfen Nanaminzeöl vertrauter gestaltet werden (Kaugummigeschmack).

Blähungen: Darm lass los

» Wenn der Darm laut und aufgeblasen auf bestimmte Speisen, Medikamente und Stimmungen reagiert, helfen Wärme und krampfmindende Öle.

5 ml Sesamöl • 1 Tropfen Kümmelöl • 1 Tropfen Fenchelöl • 1 Tropfen Koriandersamenöl

- Alle Öle miteinander vermischen und dieses Bauchöl im Uhrzeigersinn auf den Unterbauch auftragen. Eine Wärmflasche unterstützt die lösende Wirkung.

Die kurmäßige Einnahme von Schwarzkümmelöl über drei bis vier Wochen kann zusätzlich enorm helfen. Das stark nach Lakritz schmeckende Öl ist auch in Kapseln erhältlich, es wird nach Angaben des Herstellers eingenommen. Um auch von innen die Spannung zu lösen, können Carmenthin®-Kapseln mit Kümmel- und Pfefferminzöl eingenommen werden, sie lösen sich erst im Dünndarm auf. Kümmelöl hemmt die Aktivität von gasbildenden Bakterien, sodass weniger Blähungen auftreten. Durch Pfefferminzöl werden Kältesensoren der Darmnerven aktiviert. So erfolgt eine Beruhigung benachbarter Schmerzsensoren, deren Empfindlichkeit wird erheblich vermindert. In der Schweiz gibt es Colpermin®-Kapseln, die nur Pfefferminzöl enthalten.

Gar nicht reizend: Reizdarm

» Ein pausenlos beleidigter und gereizter Darm, dem der Lebenswandel oder die Gedankenwelt nicht guttun, kann überraschend gut besänftigt werden.

50 ml Melissenhydrolat • 50 ml Orangenblütenhydrolat • 2 Tropfen Basilikumöl

- Beide Hydrolate mischen, das ätherische Öl hinzufügen, gut schütteln (vor jeder Anwendung). 2 Esslöffel davon in einen Liter Wasser geben, über einige Stunden verteilt trinken.

- Bitte beachten Sie, dass diese Mischung maximal zwei Monate haltbar ist. In akuten Situationen kann alle paar Minuten ein Sprühstoß der Bio-Hydrolate in den Mund gegeben werden.

Hauptsache Haare

Kann ich mit ätherischen Ölen etwas gegen Haarausfall tun? Diese Frage wird häufig an mich gerichtet, denn sie betrifft Menschen, die Tumor-Behandlungen durchmachen mussten, junge Männer, die viel zu früh mit einer Glatze kämpfen müssen, und auch Menschen, die aus unerklärlichen Gründen an kreisrundem Haarausfall (Alopezie) leiden.

Die winzigen Haarwurzeln sind extrem empfindliche Gesellen, sie reagieren auf kleinste hormonelle Schwankungen, auf Übersäuerung bei Stress und ungünstigen Ernährungsgewohnheiten sowie bereits auf die ersten Attacken vieler Tumortherapien. Tägliche kleine Massagegriffe mit entspannend wirksamen ätherischen Ölen können hier durchaus eine Wirkung zeigen, indem das »Übel« buchstäblich an der Wurzel gepackt wird. Welche Öle dabei ausgewählt werden, entscheidet der spezifische Zustand der jeweiligen Person, ihre Nase sollte wohltuende Düfte auswählen und zusammenstellen. Wichtig wäre das eine oder andere ätherische Öl, das aufgrund seines Estergehaltes entkrampfend und lösend wirkt, beispielsweise Lavendel, Petit Grain, Ylang-Ylang oder Rosengeranie.

Entspannung alleine reicht jedoch nicht unbedingt, obwohl sich eine Kopfmassage sofort auf den ganzen Körper wohltuend auswirkt. Es muss zusätzlich ein ätherisches Öl gewählt werden, das die Durchblutung anregt, damit »Schlacken« abtransportiert werden können und damit (vor allem im Falle von Immunreaktionen) körpereigene Verteidigungsstoffe herbeigeschafft werden. Der Klassiker ist Rosmarin Ct. Campher oder Ct. Cineol, Pfefferminzöl wäre auch denkbar. Für den Fall, dass Mikroorganismen (Pilze, Bakterien oder Hautflechten) am Haarausfall beteiligt sind, gibt man einen geringen Anteil von Ölen, die »antibiotische« Phenole enthalten, zur Mischung. Sie fördern auch gleichzeitig die Durchblutung und helfen dem Immunsystem wieder auf die Sprünge (hinter Alopezie steckt eine Autoimmun-Reaktion).

Unterstützend sollte auf eine Umstellung der Ernährungs- und Trinkgewohnheiten geachtet werden, damit die Übersäuerung des Körpers und damit der Kopfhaut reguliert werden kann, sodass die Haarwurzeln sich in einem gesünderen Umfeld neu entfalten können.

Dünger für den Haarboden

» Wissenschaftlich durchleuchtet: Ätherische Öle und eine kurze, wohltuende Kopfmassage lassen Haare wieder sprießen.

25 ml Wodka oder Korn • 25 ml Rosmarinhydrolat • 6 Tropfen Rosmarinöl • 5 Tropfen Atlaszederöl • 4 Tropfen Ylang-Ylang-Öl • 3 Tropfen Pimentöl (oder Thymian Ct. Thymol)

- Wodka mit den ätherischen Ölen gut verschütteln, das Rosmarinhydrolat dazugeben, vor der Anwendung immer gut schütteln.

- Jeden Morgen mit kreisenden Massagegriffen auftragen, für eine Abendmischung den Rosmarin weglassen. Nach dem Auftragen mit einem Handtuch abdecken, dann verflüchtigen sich die ätherischen Öle nicht so schnell.

- Wer besser mit Öl zurechtkommt (oder eine nächtliche Haarkur bevorzugt), mischt diese ätherischen Öle in 50 ml eines guten nativen fetten Pflanzenöles wie beispielsweise Olivenöl, Mandelöl oder Johanniskrautmazerat und trägt ab und zu etwas davon auf den Haarboden auf. Dann sollte das Kissen mit einem Handtuch geschützt werden und ein alter Kissenbezug darüber verwendet werden.

Hautprobleme

Hautprobleme gelten im Volksmund auch als ein Spiegel der Seele. Die wissenschaftliche Begründung ist in diesem Fall sogar sehr naheliegend, denn die äußere Haut entwickelte sich in unserer Embryonalzeit aus demselben Keimblatt wie die Nervenzellen, die ja zumindest die materielle Infrastruktur für unsere Gefühle bilden.

Juckreiz kann zur Folter werden und schlimmer das tägliche Leben beeinflussen als Schmerzen. Neben allerlei Ursachen kann er als eine furchtbare Nebenwirkung mancher »Chemotherapien« auftreten. Einer Bekannten von mir, deren juckender Rücken am Ende einer langen Tumor-Odyssee viel mehr Leid verursachte als die schmerzenden Knochen, konnte ich mit regelmäßigen Lieferungen des untenstehenden Balsams die letzten anderthalb Lebensjahre erträglich machen. Da sie aufgrund von Knochenmetastasen und entsprechenden Brüchen und Blockaden nicht mehr wirklich an die sie quälenden Stellen herankam, entwickelten wir ein langstieliges »Einreibegerät«, mit dem sie sich zunächst noch selbst versorgen konnte. Das regelmäßige Aufsprühen von Rosen- oder Rosmarinhydrolat (Letzteres nicht abends, da anregend) kann zusätzliche Linderung bringen, anschließend reduziert eine einfache Salbe den Zwang, sich zu kratzen. Ein gutes Präparat aus Mariendistel (Carduus marianus von Ceres, Silybum marianum von Vogel oder Salus) sollte eingenommen werden.

In den frühen Jahren des 21. Jahrhunderts wurden erstaunliche Dinge entdeckt: Viele Zellen im menschlichen Körper reagieren auf Riechmoleküle! Hautzellen können also auf eine rudimentäre Art riechen, Herzzellen, Prostatazellen und auch Nierenzellen »feuern« beim Kontakt mit Düften Impulse ab. Aromatische Hautpflege und naturduftende Massagen wirken also auch bei Menschen, die nicht gut riechen können. Wenn sie mit Schläuchen in der Nase im Krankenhaus liegen, entfalten ätherische Öle ihre Wirkung über die Haut.

Bei jedem Schnitt muss es mit

» Die »aromatische Naht«, wie ein französischer Arzt die Behandlung mit dem inzwischen sehr kostspieligen Öl einer hitzeliebenden Pflanze namens Cistrose nannte, ist eine überaus verblüffende und wertvolle Hilfe.

3 ml Lavendelöl • 1 ml Rosengeranienöl • 1 ml Cistrosenöl

- Gut in einem 5-ml-Braunglasfläschchen mischen und 1 Tropfen auf die blutende Wunde geben.

- Das Benetzen des Pflasters oder der Kompresse mit dem unverdünnten Öl wirkt auch.

Bei vielen Erkrankungen hat man mit Blutungen zu tun, von Stichen, Schnitten und auch beim Verbandswechsel. Dieser Bereich ist besonders tragisch, denn zwar ist man froh, dass die Wunde am Heilen ist, reißt sie jedoch aus Hygienegründen wieder auf. Im Privatbereich kann sogar ein Tropfen der (frischen) Ölmischung als Erste-Hilfe-Maßnahme pur in heftig blutende Wunden gegeben werden, im klinischen Bereich wird es 2-prozentig in Johanniskraut- oder Olivenöl verdünnt.

Alarmstufe Rot auf der Haut

» Begleitend zu heftigen Medikationen reagiert die Haut oft »sauer«. Sie hat viel auszuscheiden und kommt mit der ungewohnten Last nicht klar. So entstehen Picke und Pusteln. Auf die betroffenen Stellen gibt man ein schnell gemachtes Gel.

10 ml Bio Aloe-vera-Gel (ohne Andickungsmittel, siehe Anhang) • 2 Tropfen Karottensamenöl • 1 Tropfen Kamillenöl blau oder Schafgarbenöl • 1 Tropfen Manukaöl • 1 Tropfen Palmarosa

- In einem Braunglasfläschchen gut mischen, je nach Konsistenz der Aloe vera mit einem Zahnstocher.

- Ohne Tropfeinsatz aufbewahren, mit Zahnstocher oder Espresso-Umrührstäbchen die benötigte Portion entnehmen, innerhalb von vier Wochen aufbrauchen.

Tipp Ergänzend können nach dem Waschen diverse Hydrolate aufgesprüht werden, die durch ihren hautähnlichen pH-Wert Beruhigung bringen: Rose, Rosengeranie, Melisse und Orangenblüte.

Das juckt mich nicht

» Juckreiz kann ein Ausdruck der überforderten Leber, beispielsweise durch starke Medikamente, sein. Einige ätherische Öle können diese Folter abfedern, weil sie die entsprechenden Rezeptoren in der Haut beruhigen können.

20 g natives Kokosfett • 10 g Sheabutter • 5 Tropfen Speiklavendel- oder Lavandinöl • 3 Tropfen Pfefferminzöl • 2 Tropfen Weihrauch- oder Patchouliöl • 2 Tropfen Atlaszedernöl

- Beide Fette vorsichtig auf der Heizung oder in einem Wasserbad schmelzen, gut vermischen, die ätherischen Öle dazugeben, in ein Salben- oder Cremedöschen abfüllen, fest werden lassen.

- Bei Bedarf hauchdünn über die mit Hydrolat angefeuchtete Haut auftragen.

Tipp Bei starker Beteiligung der aufbrachten Psyche, nach dem Motto »Ich könnte verrückt werden« oder »Ich möchte mir das Fleisch vom Leib reißen«, können Sie noch 2 Tropfen Mandarinen- und 1 Tropfen Kamillenöl (römisch) dazu geben.

Nofretetes Ölbad

» Wenn die Haut beleidigt ist, weil die Luft zu trocken, die Kleidung zu eng oder die Ernährung nicht vollständig ist, hilft das Eintauchen in ein duftendes rückfettendes Bad.

3 Esslöffel Sahne/Rahm • 1 Esslöffel Mandelöl oder Olivenöl • 2 Tropfen Weihrauch- oder Patchouliöl • 2 Tropfen Rosengeranienöl • 2 Tropfen Atlaszedernöl

- Sahne und Öle gut vermischen, eventuell circa 1 Teelöffel flüssigen Honig hinzufügen, in das fertig eingelaufene Bad geben, gut mit dem Wasser vermischen und mindestens 10 Minuten darin baden.

- Nicht rubbelnd abtrocknen, nur trocken tupfen, damit die Haut diese Nährpackung noch für einige Zeit als Schutz behalten kann.

Augentrost

» Das kühlende, abschwellende und schmerzlindernde Destillationswasser der Rose macht müde Augen munter und verhilft wieder zu besserem Durchblick.

100 ml Rosenhydrolat ohne Alkohol

- Bei Bedarf Wattepad oder Kompresse einsprühen und auf die geschlossenen Augen legen, mindestens 5 Minuten wirken lassen.

- Wer den Rosenduft nicht schätzt, dessen Augen werden für die gleiche Anwendung mit Myrtenhydrolat dankbar sein.

- Auch die kurmäßige Einnahme einer Augentrost-Tinktur (Euphrasia officinalis) und/oder das Verwenden von Hyaluron-Augentropfen, die sich wie ergänzende Tränenflüssigkeit anfühlen, kann enorm helfen.

Nasentrost

10 ml Sheabutter • eine erbsengroße Menge Aloe-vera-Gel • 1 Tropfen Atlaszedernöl • 1 Tropfen Zypressenöl • 1 Tropfen Myrtenöl

- Das Fett vorsichtig auf der Heizung oder in einem Wasserbad schmelzen, Aloe und die ätherischen Öle dazu geben, in ein Salben- oder Cremedöschen abfüllen, fest werden lassen. Bei Bedarf hauchdünn mit einem Wattestäbchen in beide Nasenöffnungen auftragen. Vorher etwas in die Luft gesprühtes Melissenhydrolat einzuatmen kann die Wirkung – insbesondere in der Heuschnupfenzeit – verstärken. Trockene Heizungsluft kann diesen meistens vernachlässigten Bereich des Körpers auch schwer zusetzen. Ein Tropfen reines Bio-Olivenöl, vorsichtig in beide Nasenöffnungen aufgetragen, hilft in der Regel bereits enorm.

Krampfadern und Hämorrhoiden

» Wenn die Struktur von Blutgefäßen dazu neigt, an Straffheit zu verlieren, ist es Zeit für eine Kur mit einem Schüßlersalz und dem würzig duftenden fette Öl namens Calophyllum.

10 ml Calophyllumöl • 1 Tropfen Weihrauchöl • 1 Tropfen Patchouliöl • 1 Tropfen Zypressenöl • 1 Tropfen Sandelholzöl

- Alle Öle gut mischen, zweimal täglich hauchdünn auf die betroffenen Stellen auftragen.

- Wem der stark würzige Geruch von Calophyllum zu streng riecht, kann es ohne Wirkungsminderung 1:1 mit einem anderen fetten Öl mischen.

- Vorheriges Aufsprühen von Sandelholzhydrolat kann die Wirkung verstärken, das seltene und teure Mastixöl (Pistacia lentiscus) kann – statt Weihrauch eingesetzt – die adstringierende Wirkung verbessern.

Tipp Ein halbes Jahr sollte ergänzend das Schüßlersalz Nr. 11 Silicea eingenommen werden. Calophyllumöl ist übrigens hervorragend haltbar, mindestens anderthalb Jahre.

Pilze: nur im Wald schön

» Bei vielen Autoimmunerkrankungen muss die natürliche Abwehr des Körpers gedrosselt werden. In Folge wird er anfällig für alltägliche Attacken durch Mikroorganismen. Pilzbefall an schwitzenden Körperstellen gehört zu den ersten Symptomen, die wegen schneller Verbreitungsgefahr gestoppt werden müssen.

50 ml Johanniskrautöl • 10 Tropfen Teebaumöl • 10 Tropfen Manukaöl • 5 Tropfen Indianernesselöl • 5 Tropfen Palmarosa

- In einer 50-ml-Braunglasflasche gut mischen.

- Die betroffenen Hautpartien (auch im Genitalbereich) mindestens zweimal täglich damit einreiben, mindestens drei Wochen anwenden, damit auch die folgende Generation in Form von Pilzsporen nicht mehr infektiös wirkt.

Ergänzend können nach dem Waschen und vor dem Einölen ganz dünn Teebaum- und/oder Rosengeranienhydrolat aufgesprüht werden.

Herzensangelegenheiten

Das Herz als lebenswichtiges Organ muss ein Leben lang pumpen. Es wird auch als Sitz der Seele angesehen. Viele Herzensangelegenheiten nehmen einem schier die Luft und können den Rhythmus dieses tickenden Muskels ganz erheblich durcheinanderbringen. Des Weiteren wird ein erheblicher Prozentsatz der Bevölkerung von Bluthochdruck geplagt, der sich allerdings häufig kaum bemerkbar macht, dafür umso größere zerstörerische Kraft hat. Viele Medikamente, die den krankhaft erhöhten Blutdruck senken sollen, können auch zu einer stolzen Anzahl von heftigen Nebenwirkungen führen. Leider werden diese den Patienten bereits bei nur geringfügig erhöhten Werten verschrieben.

Männer empfinden laut einer kleinen Pilotstudie für eine Diplomarbeit an der Universität Wien den Duft des ätherischen Öls der Römischen Kamille signifikant angenehmer als Frauen: Dieses ätherische Öl kann bei Männern den diastolischen Blutdruck senken. Ätherische Öle sind allerdings nicht zur Therapie von erheblich erhöhtem Blutdruck geeignet, da dieser Effekt immer nur wenige Stunden anhält. Als Begleitung von anderen naturheilkundlichen Maßnahmen sind folgende ätherische Öle besonders gut geeignet: Ylang-Ylang, Neroli, Melisse, Majoran, Sandelholz. Man inhaliert sie beispielsweise mehrfach täglich in einem Inhalierstift, benutzt sie in einem Raumspray und/oder macht ein abendliches Fußbad damit.

Grundsätzlich wirken fast alle Öle, die reich an Monoterpen-Estern sind, stark entspannend und damit auch oft leicht blutdrucksenkend. Dabei wirken sie regulierend, d. h., eine Tendenz zu niedrigem Blutdruck wird nicht verstärkt. Neroliöl hat eine erstaunlich gut spürbare Wirkung auf unregelmäßigen und angespannten Herzrhythmus. Es ist darum in Angst- und Prüfungssituationen ein wunderbarer Helfer. In China wird der dort heimische »Lorbeerbaum« namens May Chang (Litsea) mit seinen stark zitronig duftenden Blättern als Gewürz und als Medizin eingesetzt. Das ätherische Öl wirkt regulierend auf ein unregelmäßig schlagendes Herz.

Was sonst noch helfen kann

Weitere naturheilkundliche Maßnahmen, um eine Tendenz zu erhöhtem Blutdruck zu regulieren, bestehen in folgenden Maßnahmen, die ergänzend zu mehr körperlicher Bewegung erfolgversprechend sein können:

- Zwei- bis dreimal täglich Arginin-Kapseln nehmen (2 bis 3 Gramm). Arginin ist ein Eiweißbaustein, der reichlich in Erdnüssen, Mandeln, Eigelb, Shrimps, Hummer enthalten ist. Die Kapseln sind in Drogeriemärkten als Potenzmittel oder im Bodybuilding-Handel erhältlich. Das tägliche Trinken von ein bis zwei Gläsern (frisch gepresstem) Grapefruitsaft sowie von einem Gläschen Rote-Bete-Saft kann enorm zur Regulierung des Blutdrucks beitragen.
- Knoblauch sollte täglich gegessen werden.
- Ein Mangel an Vitamin D_3 ist ein Risikofaktor für Bluthochdruck. Diesen Mangel sollte man ausgleichen, wenn ein Defizit festgestellt wurde.
- Ein Präparat mit Coenzym Q10 unterstützt die Pumpleistung des Herzens, vitalisiert die Blutgefäße, hilft Blutverklumpungen zu verhindern und bringt dem gesamten Organismus mehr Energie. Es enthält Ubichinon und in reduzierter Form Ubichinol. Laut dem renommierten »Handbuch der Nährstoffe« beträgt die zu erwartende Blutdrucksenkung markante 11–17 mmHg für den systolischen Blutdruck und 8 mmHg für den diastolischen Blutdruck, bei Dosierungen von 60–200 mg/Tag.
- Ein gutes Weißdorn-Präparat, beispielsweise die intensive Tinktur von Ceres, sollte immer wieder kurmäßig eingenommen werden. Auch Magnesiummangel begünstigt die Entstehung von Bluthochdruck.
- Manchen Menschen kann die Komplex-Homöopathie gut helfen: Homviotensin ist auf alle Fälle einen Versuch wert. Es basiert auf Rauwolfia serpentina (Indische Schlangenwurzel). Die Tabletten gibt es in deutschen und österreichischen Apotheken. Homeo-orthim basiert auf Selenicereus grandiflorus (eine Kaktusart) und potenziertem Nitroglycerin.

Im Rhythmus

10 ml Jojobaöl • 10 ml Johanniskrautöl • 5 Tropfen Litsea-cubeba-Öl • 2 Tropfen Neroliöl • 1 Tropfen Rosenöl • 1 Tropfen Melissenöl

- Alle Öle in einer 20-ml-Braunglasflasche gut mischen. Jeden Tag nach dem Duschen und/oder vor dem Schlafengehen auf die Herzregion auftragen und kurz dem Herzen danken, dass es jedes Jahr 8760 Stunden ohne das kleinste Päuschen für Ihren Körper arbeitet.

Blutdruck ohne Leistungsdruck

50 ml Jojobaöl • 10 Tropfen Petit-Grain-Öl • 5 Tropfen Sandelholzöl • 5 Tropfen Ylang-Ylang-Öl • 3 Tropfen Melissenöl oder Neroliöl • 1 Tropfen Rosenöl oder 3 Tropfen Rosengeranienöl

- Alle Öle in einer 50-ml-Braunglasflasche gut mischen.

- Jeden Tag nach dem Duschen und/oder vor dem Schlafengehen wie eine Bodylotion auftragen, am besten auf vorher mit Melissenhydrolat besprühte Haut.

Knochen, Muskeln und Gelenke

Viele schwere Erkrankungen, jedoch auch so manches heftige Medikament können heftige Schmerzen im Bewegungsapparat zur Folge haben. Zudem haben viele Menschen aus unterschiedlichen Gründen Rückenprobleme, d. h., es ziept und zwickt in und rund um die Wirbelsäule. Sie haben ein »Kreuz« mit dem Kreuzbein, der Ischias(nerv) meldet sich viel zu oft, mit dem steifen Nacken ist nicht mehr zu spaßen. Etliche ätherische Öle schaffen Abhilfe oder lindern zumindest, ohne die Nebenwirkungen wie bei eingenommenen Medikamenten. Selbst bei extremen Tumorschmerzen in den Knochen kann die mild entkrampfende und stimmungsaufhellende Wirkung einiger ätherischer Öle noch hilfreiche Begleitung sein.

Das stark duftende ätherische Öl aus den immergrünen Blättchen der kriechenden Scheinbeere, das Wintergrünöl, besteht fast ausschließlich aus einer gebundenen Form der Salicylsäure. Diesen Inhaltsstoff kennen wir von einer großen Gruppe von Schmerzmitteln. Diese chemische Bindung wird von Enzymen auf der Haut gekappt, die stark schmerzlindernde und entkrampfende Wirkung tritt ein. Sogar Fibromyalgie-Patienten (Weichteilrheumatismus) schwören auf dieses Öl.

Oft beruhen Schmerzen auf Spannungen rund um die betroffene Stelle. Je verspannter man ist, desto stärker werden die Schmerzen, ein gefürchteter Teufelskreis beginnt. Neben Wintergrün ist Majoranöl ein sehr überzeugender Krampf- und Spannungslöser, sodass dieses sehr krautig duftende Öl immer in den Mischungen enthalten sein sollte. Es ist auch ein überzeugender Soforthelfer bei Wadenkrämpfen, es sollte also bei einer Neigung dazu immer auf dem Nachttisch parat stehen und bei Wanderungen mit im Rucksack sein.

Aus meiner Praxis

Ich habe in meinem Bekanntenkreis einen hart körperlich arbeitenden Handwerker, der so überaus dankbar für mein Schmerz-lass-nach-Öl ist, dass er mich immer wieder zur Massenproduktion überreden möchte. Zudem bot er mir an, ein geplantes größeres Bauprojekt am Gartenhaus ganz ohne Kosten zu realisieren. Das war bislang eines der größten Komplimente für meine Arbeit!

Anti-Schwellungs-Gel

» Das unscheinbare gelb blühende Strohblümchen, auch Immortelle genannt, ist ganz groß, wenn es ums Abschwellen geht. Wenn das Wasser im Gewebe nicht mehr so gestaut ist, können Schmerzen besser weichen.

30 ml Aloe-vera-Gel • 5 Tropfen Wacholderbeeröl • 5 Tropfen Zitroneneukalyptusöl • 4 Tropfen Pfefferminzöl • 1 Tropfen Immortelleöl

- Aloe-vera-Gel mit den ätherischen Ölen mischen (Anleitung Gele, Seite 19), bei Bedarf auf schmerzende und geschwollene Stellen, insbesondere an Gelenken, auftragen. Gekühlt kann es besonders wirksam sein.

- Wenn Sie vorher gekühltes Immortellehydrolat aufsprühen, kann die Wirkung wesentlich verbessert werden.

Schmerz-lass-nach-Öl

» Viele ätherische Öle können Schmerzen deutlich reduzieren, sie können also statt oder ergänzend zu Schmerzmitteln wertvolle Hilfe leisten.

50 ml Johanniskrautöl • 10 Tropfen Wintergrünöl • 5 Tropfen Majoranöl • 5 Tropfen Lorbeeröl • 5 Tropfen Pfefferöl • 3 Tropfen Ingweröl • 2 Tropfen Tonkaextrakt

- Alle Öle miteinander mischen und mehrmals täglich einige Tropfen der Mischung auf die betroffenen Stellen auftragen, anfangs einmal stündlich.

- Bei extremen Schmerzen kann die Menge an Majoranöl verdoppelt werden. Auch kann das Öl recht dick aufgetragen werden, mit etwas naturbelassener Schafwolle abgedeckt und verbunden werden. Am besten über Nacht einziehen lassen.

Schmerz-lass-nach-Bad 1 (herb)

» Zu den schmerzlindernden ätherischen Ölen löst die gemütliche Wärme der Badewanne Verspannungen, zudem hilft der Hauptinhaltsstoff vom Basilikumöl beim Entkrampfen.

4 Esslöffel Sahne (Rahm) • 2 Tropfen Wintergrünöl • 2 Tropfen Cajeputöl • 2 Tropfen Basilikumöl • 1 Tropfen Majoranöl

- Die Sahne mit den Ölen gut mischen. Falls der Duft zu krautig-herb ist, können bis zu drei Tropfen (frisches!) Orangenöl dazugegeben werden.

- Nach dem Einlassen in das Badewasser geben und gut verrühren. Mindestens 10 Minuten genießen! Tief einatmen! Wer keine Badewanne hat, kann sich mit der Hälfte dieser Rezeptur in der Dusche einreiben, kurz einziehen lassen, dann abduschen.

Schmerz-lass-nach-Bad 2 (milder, süßer)

» Wenn die Seele mit feinen Düften gestreichelt wird, wirken die schmerzlindernden Moleküle folgender ätherischer Öle noch intensiver.

2 Esslöffel Honig (eher flüssig) • 4 Tropfen Fichtennadelöl • 3 Tropfen Myrtenöl (Anden) • 1 Tropfen Ylang-Ylang-Öl

- Den Honig mit den Ölen gut mischen, nach dem Einlassen in das Badewasser geben und gut verrühren. Mindestens 10 Minuten genießen! Tief einatmen!

Kranksein und Klinik

Wer sich auf einen bevorstehenden Klinikaufenthalt vorbereitet, sollte neben Waschsachen, Lektüre und Kleidung auch ein Paket mit duften Helfern parat haben. Bereits ein bis zwei Wochen vor dem Einzug ins Krankenhaus sollten ätherische Öle den Körper auf eventuelle Angriffe von Keimen vorbereiten. Denn immer häufiger werden Menschen krank, wenn sie stationär aufgenommen werden. Schuld sind etliche Bakterienstämme, die gegen Antibiotika resistent sind.

In Deutschland infizieren sich jährlich zwischen 400 000 und 600 000 Menschen im Zusammenhang mit einer stationären medizinischen Behandlung mit Krankheitserregern. Insbesondere MRSA-Bakterien sorgten in den letzten Jahren immer wieder für Schlagzeilen. MRSA ist ein Methycillin-(auch Multi-)-resistenter Staphylococcus-aureus-Bakterienstamm, der sich vor allem in einer Umgebung wohl fühlt, in der wenig andere Keime unterwegs sind. Im Kuhstall hätte er kaum Überlebenschancen. Darum sind Pflegeinstitutionen geradezu prädestiniert für die Vermehrung dieses Überlebenskünstlers. Er hat es besonders auf immungeschwächte Menschen abgesehen, beispielsweise auf Senioren oder auf Patienten, deren Immunabwehr durch Tumorerkrankungen oder andere schwerwiegende Krankheiten nicht mehr richtig funktioniert. Bei ihnen verursacht er schwere Infektionen, die nicht mehr auf Antibiotika ansprechen. Man kann ihn, und das ist schon sehr gut durch Studien belegt, mit einigen ätherischen Ölen bekämpfen.

Natürliche ätherische Öle sind Vielstoffgemische, die sich wie ein guter Wein kontinuierlich verändern. So haben Krankheitskeime keine Möglichkeit, diese antibakteriell wirksamen Moleküle sozusagen kennenzulernen und sich gegen sie zu immunisieren. Darum können sie keine Resistenzen gegen naturbelassene ätherische Öle aufbauen.

Schwarmintelligenz neu interpretiert

Aromapflege kann dabei helfen, Leben zu retten. Weltweit konnten inzwischen viele überzeugende Studien sowohl im Reagenzglas an Bakterien als auch an erkrankten Menschen zeigen, dass Teebaumöl diese Bakterienart erfolgreich bekämpfen kann. Ferner konnte in 816 Labortests festgestellt werden, dass etliche ätherische Öle Bakterien, die auf Antibiotika nicht mehr ansprechen, abtöten können. Die Wirkung der Öle von Rosenholz, Lavendel, Teebaum, Cajeput, Niaouli, Rosengeranie sowie zwei Thymianarten wurden bei unterschiedlichen Bakterienarten, einschließlich fünfzehn unterschiedlicher MRSA-Kolonien, untersucht. In vielen Fällen wirkte die Kombination aus (alleine wirkungslosem) Antibiotikum zusammen mit einem ätherischen Öl mehr keimtötend als jede Substanz für sich alleine genommen.

Warum das so ist, konnte in den ersten Jahren des neuen Jahrhunderts erklärt werden. Im Zuge der unterschiedlichen Forschungsansätze zu diesem Thema befasst man sich mit der sogenannten Schwarmintelligenz (Seite 121), der Gemeinschaftswahrnehmung von Keimen. Dieses »Quorum sensing« beschreibt Mechanismen, die Bakterien nutzen, um ihre Attacken sozusagen »abzusprechen«. Ähnlich wie ein Fisch- oder Vogelschwarm, der wie ein einheitliches Wesen in Sekundenschnelle Richtungsänderungen vornimmt. Man kennt inzwischen etliche Riechstoffe, die diese »bakterielle Unterhaltung« empfindlich stören können: Der Angriff der Krankheitskeime mag dann zwar immer noch stattfinden, jedoch ist er weniger effektiv, da er unkoordinierter abläuft. Die Virulenz, also die Angriffsstärke, wird geringer. Zudem wirken die Öle der Bildung von Biofilmen, wie sie beispielsweise auf Kathetern entstehen, entgegen. Duftmoleküle können also als »Störsender« eingesetzt werden, um dem befallenen Organismus Zeit zu geben, sich effektiver zu wehren und sein Immunsystem bestmöglich einzusetzen.

Nicht vergessen sollten wir eine alte Form der Wundbehandlung, die inzwischen wieder ins Bewusstsein von Ärzten und Pflegenden kommt: Honig wurde vor Erfindung von Antibiotika als antibakteriell wirksames Wundmittel eingesetzt. »Medihoney«, eine speziell aufbereitete Honigmischung, u. a. aus neuseeländischem Manukahonig, begeistert aufgeschlossene Wundpflegespezialisten. Auch Kornblumenhonig kann gestorbenes Gewebe schneller abstoßen, sodass Wunden schneller heilen können. Guter Honig wirkt antibakteriell, auch gegen MRSA, da Bienen ihm ein Enzym zusetzen, das auf der Wunde konstant kleine Mengen an antiseptisch wirksamem Wasserstoffperoxid bildet. Zwar sind zunächst mehr Verbandwechsel nötig, da durch den osmotischen Effekt Flüssigkeit aus der Wunde gezogen wird, doch das ist durchaus erwünscht. Auch begünstigt Honig die wundreinigende Arbeit der körpereigenen weißen Blutkörperchen (Fresszellen oder Phagozyten), da sie Zucker benötigen.

Vorbereitungsmix Körper

» Um einen bevorstehenden Klinikbesuch weniger unruhig angehen zu können, ist es sinnvoll, bereits im Vorfeld psychisch stabilisierende ätherische Öle anzuwenden. Zudem werden diese dem Immunsystem dabei helfen, besser mit fremden Bakterien fertigzuwerden, sodass einer Infektion vorgebeugt werden kann.

50 ml Jojobaöl • 10 Tropfen Zitronenöl • 5 Tropfen Thymianöl Ct. Linalool • 5 Tropfen Bergamotteminzeöl • 5 Tropfen Zitronenmyrtenöl • 2 Tropfen Atlaszederöl • 1 Tropfen Immortelleöl

- Alle Öle in einer 50-ml-Braunglasflasche gut mischen, jeden Tag nach dem Duschen und/oder vor dem Schlafengehen auf die Arme oder Beine auftragen.

- Mit in die Klinik nehmen, bald nach dem Eingriff wieder genauso anwenden. Oder Angehörige bitten, Ihnen nach der Narkose die Unterarme damit sanft einzureiben.

- Die »Wolken« von ätherischen Ölen, die durch diese Maßnahme um Sie herum entstehen, erhöhen die Chancen, dass typische Krankhauskeime einen Bogen um sie machen.

Vorbereitungsmix Seele

» Egal wie oft man in die Klinik muss, die Umgebung ist fremd, die Gerüche und Geräusche wenig einladend. Besser man nimmt seine Kuschelmischung mit.

10 ml Jojobaöl • 2 Tropfen Orangenöl • 2 Tropfen Tonka- oder Vanilleextrakt • 1 Tropfen Neroliöl • 1 Tropfen Petit-Grain-Öl oder Römische-Kamillen-Öl • 1 Tropfen Rosenöl

- Alle Öle in einem Roll-on mischen (Anleitung Roll-on, Seite 25), circa zwei Wochen vor dem Klinik-Aufenthalt mehrmals täglich auf die Handgelenke (Puls) geben, ein paar Tupfer an der Nase einatmen und die Füße einreiben.

- Bei dieser Anwendung visualisieren Sie, wie Sie nach erfolgreicher Behandlung die Klinik geheilt verlassen. Die tröstenden Düfte könnten helfen, dass Ihr Immunsystem im Schock nicht den Dienst versagt, insbesondere, falls Sie eine schlimme Diagnose hatten.

Wichtig Bitte beachten Sie, dass dieses Produkt nur von einer Person verwendet, also nicht weitergegeben wird, denn durch das Auftragen und Rollen kommen Hautschüppchen in den Roll-on.

Dufte Hände

» Man möchte gar nicht drüber nachdenken, wie viele Bakterien in einer Klinik umherschwirren. Mit starken Ölen und gründlichem Einreiben der Hände reduzieren wir ihre Angriffslust.

10 ml Wodka oder Korn • 2 Tropfen Thymianöl Ct. Linalool • 2 Tropfen Zitroneneukalyptusöl • 1 Tropfen Gewürznelkenöl

- Wodka und ätherische Öle in einem hübschen Parfümsprühfläschchen aus Glas gut mischen (Drogeriemarkt).

- Immer, wenn Sie das Gefühl haben, dass die Hände gereinigt werden müssen (Türklinken, Fenstergriffe, Rollstuhlgriffe, Händeschütteln etc.), gut schütteln, 1–2 Sprühstöße auf eine Handinnenfläche geben und mit der anderen Hand gut verreiben. Eventuell auch die Hände zu einer »Schale« formen und den desinfizierenden Duft dreimal tief einatmen.

Keimverscheucher

» Zu Vorsorge und Bekämpfung typischer Krankenhauskeime eignen sich ätherische Öle. Wenden Sie eine Mischung an oder beide abwechselnd.

wässrig 20 ml Aloe-vera-Gel • 3 Tropfen Thymianöl Ct. Linalool • 3 Tropfen Teebaumöl • 2 Tropfen Lemongrassöl • 1 Tropfen Thymianöl Ct. Thymol • 1 Tropfen Gewürznelkenöl

ölig 20 ml Johanniskrautmazerat • 3 Tropfen Teebaumöl • 2 Tropfen Thymianöl Ct. Linalool • 2 Tropfen Lemongrassöl • 2 Tropfen Manukaöl • 1 Tropfen Gewürznelkenöl

- Das Aloe-vera-Gel bzw. das Johanniskrautmazerat gut mit den ätherischen Ölen vermischen (Anleitung Gele, Seite 19), eine kleine Menge davon am Naseneingang mit jeweils einem sauberen Wattestäbchen verteilen. Drei bis vier Wochen 2–3 mal täglich anwenden.

Tipp Die Mischungen können auch an anderen Körperstellen eingesetzt werden. Für den Intimbereich halbiert man die Menge an ätherischen Ölen.

Hinweis zum Gel: Nie mit dem gebrauchten Stäbchen in das Gefäß gehen! Die Mischung ist nur circa einen Monat haltbar.

Gibt es Kontraindikationen?

Die in diesem Buch empfohlenen Rezepturen beruhen auf stark verdünnten ätherischen Ölen, sodass Angehörige von kranken Menschen diese bedenkenlos damit pflegen und verwöhnen können. Einiges gilt es aber zu beachten.

Öle mit Qualität

Voraussetzung für eine wohltuende Pflege ist, dass weder billige Düfte, etwa aus dem Drogeriemarkt, eingesetzt werden (oft »Aromaöl« oder »Duftöl« genannt), noch Großplantagen-Öle von weltumspannenden Anbietern verwendet werden. Auch sind firmeninterne »Reinheits-Zertifikate« kritisch zu prüfen. Am besten sind Sie beraten, wenn Sie auf seriöse und unabhängig vergebene Bio-Siegel achten. Etliche Anbieter aus dem deutschsprachigen Bereich führen vorwiegend solche hochwertigen Öle, die teilweise in Familienbetrieben erzeugt werden. Mit solchen hochwertigen und genuinen ätherischen Ölen erhalten Ihre Mischungen ein fast hundertprozentiges Verträglichkeits-Potenzial (wie bei Lebensmitteln auch, kann schon mal das eine oder andere »Bio-Produkt« durch Umwelteinflüsse, falsche Destillation oder Lagerung und nicht zuletzt durch Verpackungsmaterial und Transporte Schaden erleiden).

Vorsicht bei Allergikern

Bleibt noch die Angst vor allergischen Reaktionen. Stellen Sie sicher, dass die von Ihnen zu pflegende Person entweder nicht zu Allergien neigt oder aber dass sie die Bestandteile der in Frage kommenden Rezepturen gut verträgt. Machen Sie also vorab unbedingt einen Verträglichkeitstest (Seite 99). Des Weiteren ist es auch immens wichtig, immer relativ frische ätherische Öle zu verarbeiten, gerade bei Anwendungen auf der Haut und auf den Schleimhäuten. Um sicherzugehen, sollten Sie alle frisch duftenden und leichten Düfte innerhalb eines Jahres verwenden. Oxidierte Düfte können allergische Reaktionen auslösen oder »züchten« diese geradezu. Holzige Düfte wie Atlaszeder, Patchouli und auch die schweren Blütendüfte können gefahrlos länger als ein Jahr gelagert werden. Die empfindlichen Hydrolate sollten Sie innerhalb von wenigen Wochen aufbrauchen.

Beschränkungen bei der Einnahme

Manche Anbieter empfehlen die regelmäßige Einnahme von ätherischen Ölen. Diese sollte ohne therapeutische Überwachung nur in absoluten Ausnahmefällen erfolgen! Zur Aromatisierung von Speisen und Getränken können jedoch beispielsweise Zitrusöle sowie Bio-Vanilleextrakt verwendet werden. Beachten Sie, dass Laien die folgende Menge pro Tag nicht überschreiten sollten und das ätherische Öl immer in einem Emulgator aufgelöst werden sollten. Geeignet sind z. B. in Honig, Sahne, Agavensirup oder etwas Zitronen- oder Orangensaft:

- Erwachsene: 75 mg (= 3 Tropfen)
- Heranwachsende: 50 mg (= 2 Tropfen)
- Kinder 25 mg: (1 Tropfen)

Hinweis für Schwangere

Die Nase einer schwangeren Frau ist meistens extrem sensibel. Manchmal ist sie schon durch die Umweltgerüche so gereizt, dass sie von Geruchsübelkeit geplagt ist. Schwangere Frauen können also meistens sehr gut »der Nase nach« gehen und verfügen über ein sehr feines Gespür, welche Öle sie wann und in welchen Mengen einsetzen können. Manche Düfte wie Zimt und Gewürznelke können aufgrund der stark durchblutungsfördernden Wirkung bei sehr empfindlichen Frauen die Tendenz zu »wilden Wehen« verstärken, sollten also auch nicht in geringen Mengen angewendet werden.

Über die hormonelle Wirksamkeit von ätherischen Ölen oder manchen Bestandteilen wird noch sehr kontrovers diskutiert. Manche Moleküle in ätherischen Ölen bestehen aus einer Art Vorstufe für manche Steroidhormone (Kortison, Kortisol, Östrogen und Testosteron), sie enthalten jedoch niemals Hormone, wirken vielmehr positiv regulierend auf diese.

Hinweis für Säuglinge und empfindliche Menschen

Säuglinge bis zu einem Alter von circa 6 Monaten sollten möglichst nur in Ausnahmefällen mit ätherischen Ölen behandelt werden. Bis zur Ausbildung einer Brustmuskulatur, mit deren Hilfe das Kind abhusten kann, also bis das Kind flott krabbelt und sich hochzieht, sollten die ganz Kleinen nur von gut geschulten Menschen mit über 0,5-prozentigen ätherischen Ölen behandelt werden. Die Haut von Säuglingen ist zudem noch sehr durchlässig und empfindlich. Für Kinder ab circa einem Jahr und für gebrechliche und empfindliche Menschen mischen wir maximal eine 1,5 prozentige Mischung, also 1–2 Tropfen ätherische Öle auf 10 ml Trägersubstanz. Stärkere Konzentrationen sollten nur unter Aufsicht eines erfahrenen Therapeuten angewandt werden.

Vorsicht bei Krampfneigung

Folgende ätherische Öle sollen bei Epilepsie und Neigung zu Krampfleiden nicht übertrieben und langanhaltend verwendet werden: Kampfer, Ysop, Flohminze, Muskatnuss, Rosmarin, Salbei.

Wechselwirkungen mit Medikamenten und anderen Behandlungen

Wechselwirkungen von ätherischen Ölen mit Medikamenten sind bisher noch wenig erforscht, da ihr Einfluss im täglichen Leben der meisten Menschen keine Rolle spielt. Einige Moleküle in ätherischen Ölen verstärken vermutlich die Resorption einiger Krebsmedikamente. Sie müssten dafür aber stärker dosiert als in diesem Buch empfohlen, und zudem pausenlos angewendet werden. Bei konventionell behandelten Tumorerkrankungen ist also vor einer übertriebenen Anwendung von ätherischen Ölen zu warnen. Andererseits geben wissenschaftliche Erkenntnisse auch Anlass zur Hoffnung: Mithilfe von ätherischen Ölen wurden chemoresistente Tumore wieder empfänglich für die konventionelle Behandlung. In der Petrischale konnten Wissenschaftler zeigen, dass Linalool die Wirkung von Anthracyclinen verstärken könnte, die bei Brustkrebs eingesetzt werden – insbesondere, wenn es sich um Tumore mit MDR (multidrug resistance) handelt, die also nicht mehr auf die Therapie ansprechen.

Das im Johanniskraut enthaltene Hyperforin bewirkt – bei der inneren Aufnahme von konzentrierten Präparaten – eine Wiederaufnahmehemmung von Gehirnbotenstoffen wie Serotonin und Noradrenalin. Dies kann bei der gleichzeitigen Anwendung von synthetischen Wiederaufnahmehemmern wie Fluoxetin, Fluvoxamin, Paroxetin und Sertralin zu einem toxischen Serotoninsyndrom führen (Zittern, Schwitzen, Unruhe, Tremor sowie Bewusstseins- und Verhaltensstörungen). Bei der äußeren Anwendung von Johanniskrautöl, wie in diesem Buch beschrieben, besteht diesbezüglich keinerlei Gefahr.

Viele Therapeuten wenden Homöopathie und Aromatherapie parallel an und berichten nach fast 30 Jahren Erfahrungen mit beiden Methoden, dass sie insgesamt sehr gut kombinierbar sind. Wie grundsätzlich bei der Einnahme von homöopathischen Mitteln sollte immer mindestens 20 Minuten nach der Einnahme gewartet werden, bevor ätherische Öle aufgetragen und intensiv gerochen werden. Je höher die Potenz des homöopathischen Mittels jedoch ist, desto eher ist eine sogenannte Antidotwirkung möglich. Bei Konstitutionsbehandlungen (Hochpotenzen) sollte also möglichst wenig mit ätherischen Ölen gearbeitet werden. Wer ganz vorsichtig sein möchte, meidet folgende ätherischen Öle und die entsprechenden Tees/Genussmittel sowie Körperpflegemittel, die diese Düfte enthalten: Kampfer, Kamille (deutsch), Pfefferminze, Ackerminze, Rosmarin und Salbei.

Generell gilt, dass bei Menschen, die auf sehr stark in den Organismus eingreifende Medikamente angewiesen sind, insge-

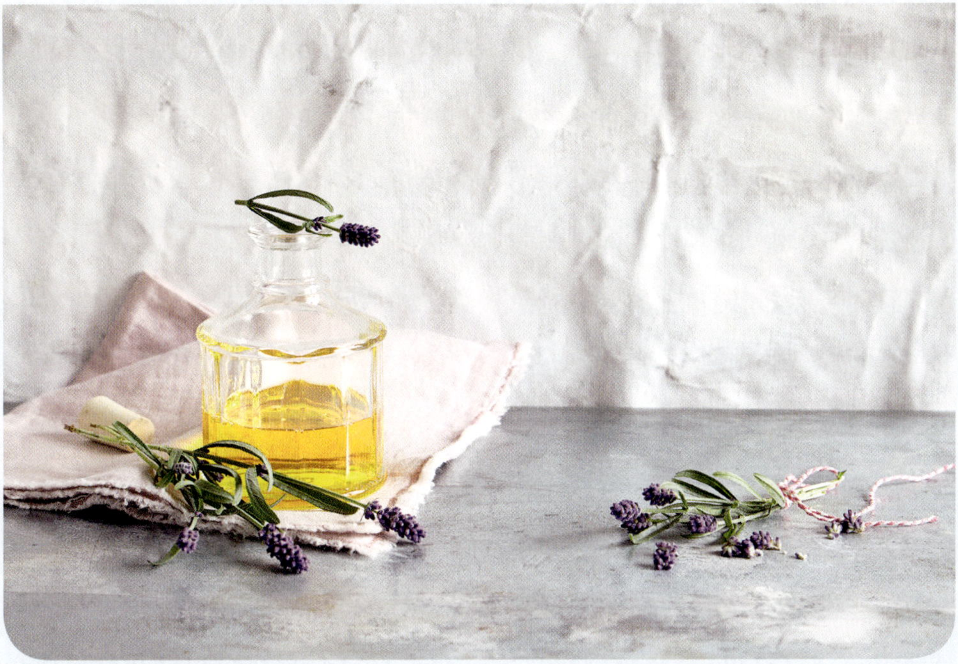

samt besonders achtsam und behutsam mit ätherischen Ölen umgegangen werden sollte. Das betrifft insbesondere alle verschreibungspflichtigen Medikamente. Die in diesem Buch vorgestellten Rezepturen bewegen sich jedoch im eher »kosmetischen« Bereich, ja, sie wären im Notfall sogar essbar! Bei den empfohlenen Anwendungen ist also nicht mit unerwünschten Wechselwirkungen zu rechnen.

Nervengewitter und Kurzschluss

Auch bei Erkrankungen des Nervensystems leistet die Aromatherapie gute Dienste.

Parkinson-Krankheit

Die Parkinson-Krankheit ist eine der häufigsten Erkrankungen des zentralen Nervensystems im fortgeschrittenen Alter. Nervenzellen, nicht nur im Gehirn, sondern – wie inzwischen erforscht wurde – auch im Magen- und Darmtrakt leiten nicht mehr ausreichend Signale weiter. Es sterben fortschreitend die Nervenzellen des Gehirns ab, die für die Produktion des wichtigen Botenstoffs Dopamin zuständig sind. Dieser ist strukturell verwandt mit Vanillin, dem Hauptinhaltsstoff von Vanilleextrakt, der auch im wundervoll duftenden Benzoeresinoid enthalten ist. Die Bewegungen verändern sich, werden zeitlupenartig, der Gang und die Haltung leiden. Eine Störung der Darmflora sowie auch eine Ansammlung von Agrargiften scheinen zumindest mitverantwortlich für den Ausbruch zu sein.

Eines der Hauptsymptome, das unkontrollierbare Zittern, kann wie andere Krampferkrankungen mit stark lösend wirkenden ätherischen Ölen begleitet werden. Viele andere Beschwerden begleiten das unheilbare Leiden, doch gegen viele ist ein Kraut gewachsen – zumindest als starke Begleiter, um die Lebensqualität der betroffenen Person möglichst lange optimal und der Situation angepasst aufrechtzuerhalten. Der Magen-Darm-Trakt kann mit Fenchelöl, Korianderöl und Ingweröl je nach Bedürfnis entkrampft oder angeregt werden, depressiven Phasen begegnet man mit stimmungsaufhellenden Lieblingsdüften, die Schlafqualität wird mithilfe von Lavendelöl, Vetiveröl, Nardenöl oder Fichtennadelöl verbessert. Die beschwerliche Atmung profitiert von Nadelölen und solchen aus der Eukalyptus-Verwandtschaft. Schluck und Gangstörungen können mit Pfefferminzöl und Pfefferminzehydrolat positiv beeinflusst werden, wie in japanischen Studien gezeigt werden konnte.

Multiple Sklerose

Bei der Multiplen Sklerose (MS), einer anderen leider nicht selten diagnostizierten neurodegenerativen Erkrankung, finden chronische Entzündungen an den Schutzhüllen der Nervenfasern in Gehirn und Rückenmark statt, sodass die Weiterleitung von Impulsen immer mehr beeinträchtigt wird. Auch bei dieser Krankheit leiden die Bewegungen, die Koordination, das Sprachvermögen, die Stimmung und noch vieles mehr. Die Entzündungsprozesse und auch die Körperwahrnehmung können durch regelmäßige Aroma-Massagen möglichst lange aufrechterhalten werden. Eine Ernährung mit viel Omega-3-Fettsäuren und bis zu 3 Gramm Kurkumapulver pro Tag trägt auch entscheidend dazu bei, dass die Entzündungen sich nicht allzu unkontrolliert ausbreiten. Zudem wird vermutet, dass ein erheblicher Vitamin-D-Mangel zu dieser Krankheit beiträgt, denn Völker, die am Äquator, quasi in der Dauersonne, leben, bekommen viel seltener MS als Menschen in sonnenärmeren Regionen. Das Sonnenlicht liefert kostenlosen Vitamin-D-Aufbau in der Haut, es kann auch preiswert in recht hohen Mengen eingenommen werden (nach Status-Erhebung).

Epileptische Anfälle

Bei epileptischen Anfällen finden gleichzeitig viele elektrische Entladungen im Gehirn statt, die Gründe sind vielfältig. Die Verletzungsgefahr ist bei diesen plötzlich und meistens überraschend auftretenden Anfällen erheblich. Gluten- und Milchintoleranz kommt bei Epileptikern viermal häufiger vor als bei der Allgemeinbevölkerung, entsprechende Ernährung kann enorme Verbesserung bringen. Durch eine ketogene Diät (kein/kaum Kohlenhydrate, stattdessen hochwertige Fette wie natives Kokosfett) können 40 bis 70 Prozent der Patienten stabilisiert werden und die Zahl der Anfälle auf die Hälfte reduziert werden.

Es ist immer wieder zu lesen, dass entkrampfend wirksame ätherische Öle wie Fenchel und Basilikum nicht bei Epilepsieleiden eingesetzt werden dürfen. Das Gegenteil ist der Fall: In einer physiologischen Verdünnung können sie die Grundanspannung der betroffenen Menschen herabsetzen, auch die Reaktion auf Stressfaktoren abmildern. Nur bei Anwendungen von »scharfen« Ölen wie Pfefferminze, Rosmarin und den diversen Eukalyptusölen im Kopfbereich sollte sehr genau überprüft werden, ob und wie der Patient darauf reagiert. Durch deren Reizung des Trigeminusnervs könnten sie zumindest theoretisch das Krampfgeschehen auslösen, was jedoch bei sorgfältiger Verdünnung eher unwahrscheinlich ist. Manche ätherische Öle, die Monoterpenketone enthalten, sollten auf alle Fälle von Menschen mit Anfall-Leiden gemieden werden: Salbei, Ysop, Flohminze, Thuja.

Wachkoma

Mit feinstdosierten, möglichst vertrauten Düften können Angehörige Menschen betreuen, die sich nach einem Schädel-Hirn-Trauma im Wachkoma befinden. Sowohl mit modernen medizinischen Apparaturen als auch mittels aufmerksamer Beobachtung der Patienten kann heute mit Sicherheit gesagt werden, dass diese auf Düfte, wie auch auf andere Formen der behutsamen Stimulierung, sehr gut reagieren können. In diesem Bereich ist sorgfältige Biografiearbeit nötig, damit nur Öle gewählt werden, die dem Menschen, der sich gar nicht mehr oder kaum noch ausdrücken kann, wirklich guttun und keinerlei Störgefühle auslösen. Denn Menschen im Wachkoma können nur selten ihren Widerwillen gegen etwas ausdrücken und zeigen, abwehren können sie Geruchs-, Geräusch- und andere Belästigungen schon gar nicht. Düfte von Lieblingsspeisen, Waldspaziergängen, Blumen, aber auch von (synthetischen) Lieblingsparfüms- und Kosmetika können »schlafende« Bereiche im Gehirn genauso aktivieren wie das Vorspielen von Lieblingsmusik und das Singen von vertrauten Liedern.

Zunächst wird nur ein Tropfen eines unaufdringlichen Öles, beispielsweise Lavendel oder Mandarine in etwas Mandelöl gegeben und damit die eigenen Hände eingeölt. Bei Kindern würde in den meisten Fällen auch Vanille- oder Kakaoextrakt passen. Eine Hand behutsam an die Nase des Patienten führen und sorgfältig auf Reaktionen achten: Rötungen, Zuckungen, Veränderungen des Mundwinkels und der Augenlider etc. Erst wenn man das Gefühl hat, dass keine Ablehnung erfolgt, streicht man vorsichtig und ganz leicht über Hände und Unterarme des »abwesenden« oder »in sich gefangenen« Menschen. In manchen Fällen kann es besser sein, die eingeölten Hände ganz behutsam ohne Druck auszuüben aufzulegen, eher auf den oberen Brustkorb. Je nach genereller Befindlichkeit und Schwere des Wachkomas empfindet der Patient beispielsweise Hände und Füße nicht mehr als Bestandteil seines Ich, da der innere Kontakt zu den vom Rumpf entfernteren Körperpartien verloren gegangen sein kann. So arbeitet man sich über Wochen an weitere Öle heran und eventuell auch an etwas festere Massagegriffe. Es ist dabei wichtig, zunächst keine stechenden oder penetranten Gerüche am Körper zu verwenden (Pfefferminze, Rosmarin, Salbei).

Akutmischung bei Verkrampfungen

» Etliche Krankheiten gehen mit Spastiken einher. Genauso wichtig wie die tägliche Betreuung mit Bewegungsübungen sind ätherische Öle, die diese Neigung der Gliedmaßen reguliert.

20 g Sheabutter • 10 ml Johanniskrautmazerat • 10 Tropfen Lavendelöl • 5 Tropfen Majoranöl • 5 Tropfen Basilikumöl • 3 Tropfen Muskatellersalbei

● Fett und Öl vorsichtig auf der Heizung oder in einem Wasserbad schmelzen, gut vermischen, die ätherischen Öle dazugeben, in ein Salben- oder Cremedöschen abfüllen, fest werden lassen.

Diese hoch dosierte Anti-Krampf-Mischung kann im Privatbereich mehrfach täglich auf akut krampfende oder zur Spastik neigende Körperstellen aufgetragen werden. Bei der Pflege von Menschen, die aufgrund von Hirninfarkt, Sauerstoffmangel, Meningitis und anderen Schädigungen des Zentralen Nervensystems spastisch reagieren, kann dieser Balsam eine wertvolle Unterstützung sein. Er ist hervorragend verträglich, für die kontinuierliche Anwendung, sollte jedoch der Anteil der ätherischen Öle halbiert werden.

Schluck-um-Schluck

» In vielen Fällen kann eine kleine Prise Menthol sowohl die Koordination, den Gang und die Haltung als auch Empfindungen im Mund verbessern. So können gefährliche Stürze reduziert werden und eine Aspirationspneumonie durch Verschlucken verhindert werden.

100 ml Pfefferminzehydrolat

● Einen Esslöffel Hydrolat auf ein Glas Wasser geben, bei Haltungs-, Schluck- und Gangstörungen über den Tag verteilt trinken, insbesondere vor dem Essen.

Menthol fördert nachweislich die Koordination der Kau- und Schluckmuskulatur. Wer extrem große Schwierigkeiten beim Schlucken hat, kann jeweils 10 Minuten vor dem Essen einen Sprühstoß auf die Zunge geben und diesen ein paar Minuten einspeicheln. Achtung, die meisten Pfefferminzehydrolate halten nicht lange, darum in maximal zwei Monaten aufbrauchen!

Schüttellotion bei Entzündungen

» Viele neurodegenerative Erkrankungen entstehen durch unkontrollierte Entzündungsreaktionen, bei Multipler Sklerose vor allem am Nervensystem. Mit dieser angenehmen »Lotion« kann eine tägliche Prise Entzündungshemmung vorgenommen werden, ganz ohne Nebenwirkungen.

15 ml Rosenhydrolat • 15 ml Johanniskrautmazerat • 5 Tropfen Sanddornfruchtfleischöl • 3 Tropfen Weihrauchöl • 1 Tropfen Rosenöl • 1 Tropfen Atlaszederöl • 1 Tropfen Schafgarbenöl

- Das Johanniskrautmazerat in einer 30-ml-Flasche gut mit dem Sanddornfruchtfleischöl und den ätherischen Ölen vermischen (die Farbe wird etwas bräunlich), das Hydrolat dazugeben.

- Beide Phasen vermischen sich nicht. Vor jeder Anwendung kräftig durchschütteln, Beine und Arme damit pflegen, auch Gesicht und Hals können damit eingerieben werden.

Zuckersüßes Dopamin-Doping

» Bei der Parkinson-Erkrankung ist der Dopaminhaushalt gestört. Das führt zu schweren Beeinträchtigungen, die vom dopaminähnlichen Hauptmolekül der Vanille etwas aufgefangen werden können.

50 ml Wodka oder Korn • 10 Tropfen Benzoeresinoid • 10 Tropfen Vanilleextrakt • 10 Tropfen Mandarinenöl • verstärkend: 3 bis 5 Tropfen Kamillenöl (römisch) (kostspielig)

- Erst das Benzoeresinoid geduldig in Wodka in einer 50-ml-Sprühflasche auflösen, das kann etwas dauern. Eventuell den Mix im Wasserbad etwas anwärmen.

- Anschließend die beiden anderen Düfte dazu geben, vor Gebrauch immer gut durchschütteln.

- Bei starken Stimmungstalfahrten, pessimistischen Gedanken, Ängsten in der Nähe der Nase versprühen, etwas davon einatmen oder die Raumluft damit beduften.

Schlafbegleiter

» Schlafmangel sollte bei stark energiezehrenden Krankheiten, in denen die Muskeln ständig und unwillkürlich in Bewegung sind, vermieden werden. Es gibt Schöneres als Schäfchenzählen: Beruhigende und gleichzeitig entkrampfend wirksame Düfte können den Schalter für den Ruhemodus finden helfen.

2 Tropfen Lavendelöl • 2 Tropfen Myrtenöl Ct. Myrtenylacetat • 1 Tropfen römische Kamilleöl

- Die ätherischen Öle auf das Zellstoff-Röllchen eines Inhalierstiftes geben (Anleitung Inhalierstift, Seite 24), zuschrauben und bei Bedarf, beispielsweise, wenn Schäfchenzählen nicht zum Einschlafen führt, mehrere Male tief einatmen.

- Wer Lavendel nicht mag, wird Freude am Bergamottminzeöl finden, wer einen »Holzhammer« benötigt, findet vielleicht Ruhe mit einem zusätzlichen Tropfen Vetiveröl im Inhalierstift.

Bei Unruhe, Angst und Schlafstörungen können homöopathische Neurexan-Tabletten genommen werden oder die Lavendelöl-Kapseln Lasea. Beides bekommen Sie in jeder Apotheke.

Feuerlöscher

» Bei stark entzündlichen und chronischen Prozessen sollten auch unterwegs regelmäßig Maßnahmen zur Verminderung dieser zerstörerischen Aktivitäten vorgenommen werden.

10 ml Jojobaöl • 2 Tropfen Weihrauchöl • 1 Tropfen Schafgarbenöl • 1 Tropfen Kamillenöl (deutsch) • 1 Tropfen Atlaszedernöl

- Alle Öle miteinander vermischen und in einen Roll-on aus Glas füllen (Anleitung Roll-on, Seite 25), öfters täglich auf Handgelenke (Puls) auftragen und einen Tupfer unter die Nase reiben, tief einatmen.

Wichtig Bitte beachten Sie, dass dieses Produkt nur von einer Person verwendet, also nicht weitergegeben wird, denn durch das Auftragen und Rollen kommen Hautschüppchen in den Roll-on.

Schmerzen

Schmerzen sind die unwillkommenen Begleiter im Leben und Sterben. Zuerst werden wir unter Schmerzen aus der Geborgenheit des mütterlichen Bauches gezerrt, dann tut jeder Husten weh, wir brechen die Beinchen und werden von Tieren gestochen und gebissen. So geht das ein Leben lang, bis mehr oder weniger lang Abschied zu nehmen ist – meistens wieder unter Schmerzen.

In den meisten naturheilkundlichen Büchern findet man unter dem Stichwort »Schmerzen« mehr oder weniger viele Kräuter und Mittel, die einem helfen können. Doch Schmerz ist nicht gleich Schmerz, das weiß jeder Mensch, der diesen Feind zum Dauerbesucher hat. Alleine bei Kopfschmerzen werden laut einem Artikel in der Zeitschrift »Der Spiegel« 252 Arten unterschieden. Hinzu kommen unzählige andere Schmerzzustände, die sich über den ganzen Körper verteilen können. Manche Menschen lassen sich noch nicht mal von starken Schmerzen unterkriegen, andere leiden schon bei vermeintlich kleinen Wehwehchen ganz furchtbar. Schmerz wird sehr individuell empfunden und dementsprechend verschieden sind auch die Reaktionen auf die unterschiedlichen Schmerzmittel.

Insofern ist es auch in einem Buch über Aromapflege unmöglich, perfekte Rezepturen anzugeben. In der Begegnung mit Betroffenen jedoch ist es eher möglich, eine genau passende Mischung zu entwickeln. Wir geben eine Vorauswahl zum Riechen, woraufhin die Nase ganz klar »sagen« kann, welches der Öle mutmaßlich Erfolg bringen wird: Denn es riecht angenehmer als die anderen. Deswegen sind folgende Rezeptbeispiele nur für eine sehr grobe Orientierung gedacht.

Bedenken Sie, dass im »offiziellen« Bereich der Aromapflege in Institutionen nur die Anwendung von maximal dreiprozentigen Mischungen erlaubt ist. Da bei Schmerzzuständen jedoch erfahrungsgemäß meistens etwas höhere Mengen an ätherischen Ölen nötig sind, können Sie im privaten Betreuungsbereich etwas mutiger sein. Folgende Öle wirken bei den meisten Menschen besonders schmerzlindernd, sodass drei- bis fünfprozentige Mischungen daraus ausprobiert werden können: Cajeput, Majoran, Thymian (alle Chemotypen), Gewürznelke, Pfefferminze und Wintergrün. Man kombiniert sie mit dem ebenfalls schmerzlindernden Johanniskrautöl (Auszug von Hypericum perforatum in Olivenöl). Wenn dieses nicht verfügbar ist, sollte allen anderen fetten Ölen ein gutes Olivenöl vorgezogen werden, da es eine nachgewiesene entzündungshemmende Wirkung besitzt.

Der Psychobiologe Gary K. Beauchamp veröffentlichte 2005 erstmals seine Entdeckung, dass eine Substanz in extra nativem Olivenöl, die er Oleocanthal nannte, – genau wie Ibuprofen oder auch Aspirin – das Enzym Cyclooxygenase (COX), welches an Entzündungsvorgängen und an der Schmerzentstehung beteiligt ist, hemmt. Allerdings ist die Dosis sehr gering: Würde man 50 g natives Olivenöl pro Tag essen, entspräche das 9 µg Oleocanthal, das wären nur 10 Prozent der für Erwachsene empfohlenen Dosis Ibuprofen bei Schmerzen.

Wissenschaftliche Belege Es gibt eine Vielzahl wissenschaftlicher Arbeiten, in denen die Wirkung ätherischer Öle bei Schmerzen untersucht wurde. So hat ein Team aus brasilianischen Wissenschaftlern 2013 bis Ende 2014 Studien zur schmerzlindernden Wirkung von gut 30 ätherischen Ölen durchgesehen: Zitrone, Lemongrass, Citronella, Zitroneneukalyptus, Deutsche Kamille, Basilikum, Gewürznelke und noch einige andere mehr. Die Autoren schließen aus ihren Ergebnissen, dass es ein Potenzial gibt, ätherische Öle als preiswerte Mittel gegen Schmerzen einzusetzen. Wer die aufgelisteten Öle kennt, weiß zudem, dass viele von ihnen effektiv diverse Keime unter Kontrolle bringen und sogar das Immunsystem auf Trab bringen können. Sie sind also ideale Kandidaten für die Aromapflege.

In einer wissenschaftlichen Arbeit von 2014 wird geschildert, wie über achtzig Männer zwischen 65 und 80 Jahren mit länger als drei Monate anhaltenden Schmerzen, die leider im hohen Alter fast unumgänglich sind, mittels Inhalation mit ätherischen Ölen behandelt wurden. 82 Menschen nahmen an der vierwöchigen Beobachtungsstudie teil, 44 Senioren kamen in den Genuss von ätherischen Ölen und 38 Teilnehmer erhielten als Kontrollgruppe das gängige Paracetamol, das in den jeweiligen Betreuungs-Einrichtungen in Hongkong üblich war. Jeder Teilnehmer erhielt zusätzlich zu den vier in ihren Betreuungsinstitutionen durchgeführten »aromatischen Sitzungen« eine Sprühflasche, um in den eigenen vier Wänden die Duftanwendung weiter zu führen. Das Spray enthielt Lavendel- und Bergamotteöl in etwas Lavendelhydrolat verdünnt. Die Reduktion der Schmerzen war zwar nur leicht, doch die negative Stimmungslage verbesserte sich signifikant in der Interventionsgruppe. Die Autoren schließen aus ihren Erkenntnissen, dass Aromatherapie ein effektives und sinnvolles Werkzeug ist, um Schmerzen, Depression, Ängste und Stresssymptome bei älteren Menschen, die in Institutionen untergebracht sind, zu reduzieren.

Heilung von Phantomschmerzen Einen der spektakulärsten Berichte über Schmerzlinderung hörte ich auf einer Aromatherapie-Konferenz: Die engagierte Aromatherapeutin Linda-Anne O'Flaherty berichtete über ihre Arbeit mit Kindern, die furchtbare Verbrennungen erlitten haben. Ein kleiner Patient klagte ganz fürchterlich über höllische Schmerzen »im linken Arm«, der leider aufgrund seiner durch einen heftigen Stromschlag erfolgten Verbrennungen amputiert worden war. Es handelte sich also um einen heftigen Phantomschmerz. Linda-Anne arbeitet bei all ihren kleinen Verbrennungspatienten mit der sehr sanften »Massage« namens M-Technique, die von der großen britischen Aromatherapeutin und Pflegewissenschaftlerin Dr. Jane Buckle entwickelt wurde. Diese wird manchmal »Physikalische Hypnotherapie« genannt.

So wurde der nicht mehr vorhandene Arm, der laut ihrem kleinen Patienten aufgrund der sehr verkrampften, zur Faust geballten Phantom-Hand so extrem schmerzte, mit folgender einprozentigen Standardmischung: Deutsche Kamille (gegen den beim Verheilen von Verbrennungen entstehenden starken Juckreiz), Lavendel (schmerzlindernd, beruhigend, sanft antiseptisch) und Neroli (beruhigend/anti-traumatisch, schmerzlindernd, sanft antiseptisch). Linda-Anne erhielt genaue Instruktionen des Jungen, wo genau der (nicht vorhandene) Arm sich befand, wo die Faust, wo die einzelnen Finger. Sie »massierte« ganz so, als läge der kindliche Arm in ihrer Hand, wie ein Pantomime, sie nahm den Schmerz des Jungen sehr ernst. Die erfahrene Aromatherapeutin schaute sich ständig seinen Gesichtsausdruck an, sie fragte zwischendrin ganz zart, ob ihre Streichungen so richtig seien. Sie muss seine Schmerzen hervorragend erfasst haben, der Junge wirkte sehr konzentriert, etwas überrascht, vielleicht sogar leicht ungläubig. Sie widmete sich insbesondere seiner »Faust« und berichtete uns, dass der Junge bei und nach der ersten Behandlung regelrecht in seinem Rollstuhl zusammensackte, vermutlich war seine schmerzangefüllte sehr hohe Grundspannung gewichen. Der Junge war nach der vierten Behandlung mit der M-Technique ganz beglückt, weil die »Faust« sich geöffnet hatte und der schlimme Schmerz vergangen war.

Zahnschmerzen

» Dieser Art von Schmerzen gehört zu den schlimmsten, falls der Nerv mit betroffen ist. Mit tüchtiger Kühlung und diesen Ölen kann zumindest gelindert werden, bis der erlösende Nadelstich durch den Zahnarzt erfolgt.

10 ml Johanniskrautmazerat • 1 Tropfen Gewürznelkenöl • 1 Tropfen Lorbeeröl • 1 Tropfen Cajeputöl • 1 Tropfen deutsche Kamillenöl

- Die Öle mischen und alle 5 Minuten etwas davon auf das Zahnfleisch rund um den betreffenden Zahn und auf die Wangenaußenseite auftragen.
- Mit einem Kühlpad aus dem Gefrierschrank kühlen.

Neuralgische Schmerzen

» Wenn Nerven sich melden, muss ganz schnell etwas unternommen werden. Meistens helfen nur »schwere Geschütze« aus der Apotheke; mit einigen Ölen kann man ihre Wirkung unterstützen und verlängern.

10 ml Johanniskrautmazerat • 2 Tropfen Rosmarinöl Ct. Bornan-2-on (Campher) • 2 Tropfen Wacholderbeerenöl • 2 Tropfen Pfefferöl

- Die Öle mischen und alle 5 Minuten etwas davon auf die betreffenden Stellen auftragen, eventuell mit einem Kühlpad aus dem Gefrierschrank kühlen.
- Genau hineinspüren, möglicherweise entlastet eine Wärmflasche besser, da sie hilft, die Anspannung zu lösen.

Koliken (Niere, Galle, Darm, Gebärmutter)

» Wir können die glatte Muskulatur, die viele unserer Organe versorgt, nicht oder kaum beeinflussen. Umso schlimmer ist es, wenn diese Muskeln nicht so funktionieren, wie sie sollen, und dann auch noch zu äußerst schmerzhaften Krämpfen neigen.

10 ml Johanniskrautmazerat • 2 Tropfen Orangenöl • 2 Tropfen Basilikumöl • 1 Tropfen Muskatellersalbeiöl • 1 Tropfen Rosengeranienöl

- Die Öle mischen und etwas davon satt auf die betreffende Stelle auftragen, mit einem feuchtwarmen Tuch abdecken (Anleitung Wickel und Kompressen, Seite 22).

Tipp Eine Wärmflasche unterstützt das Lösen der Anspannung. Die Suppositorien (Zäpfchen) Ammi visnaga comp. von Wala sollten bei Koliken unterstützend verabreicht werden.

Blasenentzündung

» Als Folge von manchen Medikamenten, wenn wir uns verkühlen oder wenn uns schlicht etwas »an die Nieren« geht, kann das Wasserlassen zu einer fürchterlich unangenehmen Angelegenheit werden. Nach Operationen geht es eventuell gar nicht. Schnelle Abhilfe muss her!

1 Esslöffel Sesamöl • 1 Tropfen Eukalyptusöl (Eucalyptus globulus) • 1 Tropfen Sandelholzöl

- Die Öle mischen und etwas davon satt auf die Blasengegend auftragen, abdecken.
- Eine Wärmflasche hilft die Anspannung lösen.
- Die Suppositorien (Zäpfchen) Ammi visnaga comp. von Wala können bei Harnverhalt unterstützend verabreicht werden.

Tumore und Todesängste

In der Aromatherapieliteratur finden Hilfesuchende mit bösartigen Tumoren oder Sterbenskranke selten Erläuterungen zur stabilisierenden Wirkung von ätherischen Ölen. Es scheint, als ob die Autoren genauso hilflos und gelähmt wären wie die Betroffenen mit ihren Angehörigen. Es wurde bereits viel geforscht, was Tumorgewebe im Reagenzglas anbelangt. Die Ergebnisse sind teilweise bemerkenswert und geben Grund zur Hoffnung, doch ein Geschwür im lebenden Organismus müsste mit riesigen Mengen an ätherischen Ölen bombardiert werden, diese wären dann gesundheitsschädlich.

Auch wenn noch nicht viele klinische Studien mit an Krebs erkrankten Menschen existieren, macht es Sinn, ätherische Öle zu nutzen, um sowohl die körperlichen wie auch die psychischen Beschwerden der an Krebs erkrankten Menschen zu lindern. Wichtig ist es – wie bei allen ernsthaften Erkrankungen –, sich nicht an Namen und Fremdwörtern von Beschwerden zu orientieren, sondern immer genau hinzuschauen, was genau in diesem Moment für die betroffene Person passend sein könnte. Wenn möglich, gibt es ihre Nasenentscheidung zu respektieren und oft zu kontrollieren, ob die ausgesuchte Rezeptur oder das ausgewählte Öl noch stimmig ist. Genauso wenig es DEN Krebs gibt, genauso unmöglich ist es, erkrankten Menschen mit Standardrezepturen zu beglücken, denn jeder Mensch erlebt seine Erkrankung unterschiedlich. Und er bringt vor allem unterschiedliche Bedeutungen und Bewertungen, was Gerüche anbelangt, mit ins Krankenbett.

In der Zeitschrift »Spiegel« war zu lesen, dass Krebskranke, die psychotherapeutisch betreut wurden, eine wesentlich höhere Überlebensrate hatten, als ihre Leidensgenossen ohne diese Stütze. Ich war überrascht, am Ende des Artikels zu lesen, dass es sich nur um zwei Sitzungen im Laufe von mehreren Jahren gehandelt hatte! Diese etwas eigenartige Erkenntnis bestärkt jedoch Naturheilkundler in ihrer festen Überzeugung und in ihren Erfahrungen, dass gerade in solchen belastenden Lebenssituationen, in denen der Mensch oftmals dem Tod ins Auge schauen muss, die menschliche Unterstützung besonders *not-wendig* ist: Die Not kann dann vielleicht (etwas) (ab)gewendet werden.

Unterstützung bei besonderen Begleiterscheinungen

Während und nach den diversen Behandlungen mit stark toxischen Mitteln (Chemotherapie) kommt es bei fast allen Patienten zu leichten bis schweren Begleiterscheinungen. Auf dieser Gratwanderung muss so viel »Gift« wie möglich verabreicht werden, dennoch muss dies so schonend wie möglich für den nicht erkrankten Rest des Körpers erfolgen. Bei einigen Krebsarten kann der Chemiecocktail inzwischen recht lokal zugeführt werden, oft wird jedoch der ganze Organismus schwer in Mitleidenschaft gezogen. Hier kann die Aromatherapie unterstützend eingesetzt werden.

Hand-Fuß-Syndrom

Lange Zeit stand man dem Hand-Fuß-Syndrom, das als Folge einiger Chemotherapien (beispielsweise mit Capecitabin, 5-Fluorouracil und Doxorubicin) entsteht, ratlos gegenüber. Handinnenflächen und Fußsohlen kribbeln und fühlen sich taub an, sie schwellen an, starke, schmerzhafte Rötungen mit Schuppen bilden sich, Taubheitsgefühl, Blasen und offene Wunden entstehen. Dinge anfassen und Gehen wird zunehmend unmöglich. Die Entstehungsmechanismen waren unbekannt. Inzwischen weiß man, dass Bestandteile des Chemotherapeutikums mit dem Schweiß an der Hautoberfläche austreten, durch Kontakt mit Sauerstoff entstehen freie Radikale, welche die Zellen stark schädigen können. Handinnenflächen und Fußsohlen sind mit einer mehr oder weniger dicken Hornhaut ausgestattet, die Substanz dringt in diese Hornschicht ein und hält sich dort. Darum muss in der Zeit, in der diese Medikamente genommen werden, auf mechanische Reizungen durch raue Kleidung und mechanische Arbeiten sowie heiße Bäder und reizende Kosmetik möglichst verzichtet werden. Rückfettende und antioxidative Maßnahmen können vorbeugen und lindern.

Geruchs-Management

Bei Menschen mit fortgeschrittenen Tumoren, die wegen des Bakterienbefalls und des absterbenden Gewebes stinken, ist das Waschen und Betupfen mit ätherischen Ölen eine Erleichterung, da diese Patienten sich selbst nicht mehr riechen mögen. Es ist ihnen natürlich auch überaus peinlich, Pflegende und Besucher in ihren Raum zu lassen. Der Kieler Facharzt für Mund-, Kiefer- und Gesichtschirurgie Prof. Dr. Dr. Patrick H. Warnke hatte eine reine Geruchsverbesserung im Sinn, als er solche Tumore mit ätherischen Ölen behandelte, und war überrascht, als diese nicht mehr so vehement wucherten. Denn wenn ein Tumor im Gesichtsbereich so bestialisch stinkt, sollte alles unternommen werden, um ein wenig Linderung zu erzielen. Eine im Krankenzimmer aufgestellte Schale mit Kaffeebohnen kann als Geruchsabsorber funktionieren, Raumsprays mit Zitroneneukalyptus und Zirbelkiefer unterstützen.

Die Leiterin vom Hospiz Ulm zeigte mir Fotos von einer für Laien unvorstellbaren Tumorwunde, die stark eitrig belegt war. Den schlimmen Geruch durch den Gewebezerfall konnte ich mir fast vorstellen. Sie berichtete von einer höher als üblicherweise empfohlenen Dosierung bei dieser sterbenden Bewohnerin. Diese Bewohnerin mochte den Duft der Pfefferminze sehr, also bekam sie (nach vorherigem Einholen ihres Einverständnisses) ein Stück Verbandsgaze mit 15-prozentigem Pfefferminzöl (in Olivenöl) und mit circa 2 Prozent Manuka auf die Wunde. Der Geruch ließ sich damit recht gut kontrollieren, und ihr hat das Wärmegefühl an der Wunde gutgetan.

Eine andere Patientin, deren ganzer Brustkorb mit offenen Wunden durch Brustkrebs übersät war, reagierte sehr gut auf eine Mischung aus Weihrauch, Lavendel und Manuka. Bei Tumorgerüchen dosiert das Ulmer Team immer so hoch, bis der Geruch deutlich zurückgeht. Die erfahrene Pflegefachfrau spricht ganz offen mit den Patienten über die erhöhten Dosierungen, weist sie darauf hin, dass sich auch unerwünschte Effekte ergeben können. Denn sie ist der Auffassung, dass bei Menschen in dieser Situation die Ölekonzentration dem Geruchsproblem angepasst wird. Es kommt meistens eine ganz pragmatische Antwort. Man ist bereit, etwas mit den Pflegenden auszuprobieren, und ist in nicht wenigen Fällen dankbar darfür, wieder etwas mitbestimmen zu können.

Bei Darmkrebs muss manchmal ein künstlicher Darmausgang gelegt werden. Die Pflege mit antibakteriell wirkenden ätherischen Ölen, erfrischenden Hydrolaten und wohltuendem Reispuder kann einen Doppeleffekt erzielen: Keimbesiedlung, Wundsein, Entzündungen und auch Gerüche können mit der gezielten Aromapflege in Schach gehalten werden.

Weitere Begleiterscheinungen

Folgen von Tumorbehandlungen können mit folgenden Mischungen behandelt werden:

- Schlafstörungen: Schlafbegleiter, Im Rhythmus, Blutdruck ohne Druck, Wurzeln wie ein Baum-Balsam
- Übelkeit
- Juckreiz
- Haarausfall
- Wunde Mundschleimhaut, Mukositis
- Hitzewallungen, Fieber, Abkühlung

Diese Empfehlungen bei Tumorerkrankungen sind ein Beispiel dafür, dass Aromapflege/Aromatherapie keine schweren Krankheiten wegzaubern kann, dass jedoch durch diese Unterstützung die Patienten einen enormen Zuwachs an Lebensqualität gewonnen haben: weniger/keine Narben, weniger/keine unnötigen Schmerzen, weniger Fälle von MRSA im Wundgebiet, mehr Gefühl von »man kümmert sich um mich«, eine Spur mehr Gelassenheit im Umgang mit der Krankheit etc. Somit bekommen der kranke Körper und auch die verzweifelte Seele mehr Zeit und Ruhe, sich um ihre lebenswichtigen Selbstheilungsmechanismen zu kümmern.

Richtige Ernährung in der Tumortherapie

Auch gibt es genügend Erkenntnisse, über den Zusammenhang zwischen Ernährung und schweren Erkrankungen: Eine unvollständige Versorgung mit Mikronährstoffen sowie Nahrung, die mit künstlichen Zusatzstoffen belastet ist, kann bei entsprechender Veranlagung die Entwicklung von schweren Erkrankungen fördern. Die Überlebenschancen liegen höher, wenn dem Körper bei schweren Erkrankungen möglichst wenig »schwer verdauliche Kost« zugeführt wird und wenn auf Mangelsymptome geachtet wird. Diese müssen schnellstmöglich durch entsprechende Gaben von Nährstoffen behoben werden. Mangelsymptome werden durch die toxische Wirkung vieler Krebstherapien noch vielfach verschlechtert. Tumorpatienten werden jedoch immer noch viel zu wenig beraten, wie sie die schädigende Wirkung dieser Mittel während der Krebsbehandlung etwas abmildern können. Spätestens bei der niederschmetternden Krebsdiagnose ist der Zeitpunkt gekommen, den Körper mit hochqualitativer Nahrung zu verwöhnen, ihn mit möglichst wenig »leerem Futter« zu belasten.

Im Bereich der Autowartung werden solche Zusammenhänge sofort verstanden: Tankt man den falschen Sprit, fängt das Auto zu stottern an. Schmiert man die »Gelenke« nicht oder mit dem falschen Fett, fängt die Karre an zu quietschen. Meint man es besonders gut mit seinem fahrbaren Untersatz und schmiert ihn mit Champagner, kann man auf den baldigen Kolbenfresser warten. Doch schwer kranke Menschen brauchen nicht auf ihre Ernährung zu achten, so meint es zumindest immer noch die überwiegende Anzahl der Mediziner. Und bei ohnehin hoffnungslosen Fällen braucht man sich doch keine große Mühe mehr zu machen. Das darf einfach nicht sein!

Ärzte, die in Orthomolekularmedizin ausgebildet sind, können helfen, Nährstoffdefizite, die der gefräßige Tumor und auch diverse Medikamente verursachen, aufzufangen. Sie werden vermutlich zur Einnahme eines L-Carnitin-Präparats raten, denn einerseits verbraucht das wuchernde Gewebe viel von diesem Eiweißbaustein und gleichzeitig schwindet er als Begleitwirkung vielen Tumor-Behandlungen. Orthomolekularmediziner werden höchstwahrscheinlich auch Vitamin D empfehlen, dazu Selen, Omega-3-Fettsäuren und im Fall von Ödemen (Schwellungen) Albumin, einen Eiweißbaustein. Auch kaum bekannt ist, dass die starken Schädigungen und Schmerzen der Mundschleimhaut sowie die große Gefahr, einige Zeit nach der »Chemo« die Zähne zu verlieren, durch den Verlust an Aminosäure L-Glutamin entstehen. Diese sollte vorsorglich und rechtzeitig ersetzt werden, wenn die Therapie aus Mitteln besteht, welche bekanntermaßen die Mundschleimhaut schädigen. Sie ist reichlich in Quark enthalten, als Sportlerpulver erhältlich und als freiverkäufliches

Medikament namens Glutamin Verla zu erhalten. Menge und Einnahmemodus sollte mit einem/r Orthomolekular-Mediziner/in besprochen werden.

Viele Onkologen sind noch völlig gegen die Einnahme von Vitaminpräparaten und anderen Nährstoffen, es zeichnet sich jedoch in den letzten Jahren ab, dass diese, wenn sie sorgfältig mit der Medikation und den Laborbefunden der Patienten abgestimmt werden, sehr hilfreich und lebensverlängernd sein können.

Aromatherapie als Begleiter bei der Tumortherapie

In Großbritannien ist eine Begleitung von schwer kranken Menschen ohne Aromatherapie kaum denkbar. Man könnte fast meinen, je hoffnungsloser die Lage, desto mehr wird auf der Insel die lindernde Anwendung von ätherischen Ölen als erstes Mittel der Wahl betrachtet. Durch eine lange Erfahrung von fast drei Jahrzehnten weiß man inzwischen, dass die Aromatherapie auf diesem speziellen Gebiet der Anwendung eine besondere und wichtige Rolle spielt.

Egal wie wissenschaftlich belegt einzelne Indikationen sein mögen, es geht beim Umgang mit schweren Erkrankungen vor allem darum, dem betroffenen Menschen neben der oft als kalt und maschinell erlebten »schulmedizinischen« Betreuung etwas an die Hand zu geben, was sein Gesamtbefinden verbessert. So, dass er das Leben wieder als lebenswert empfinden kann. Wenn er dadurch dann noch einige Monate oder gar viele Jahre mehr Lebenszeit geschenkt bekommt, umso besser.

Einige Bestandteile von ätherischen Ölen haben sich bei Beobachtungen an Tieren als deutlich chemopräventiv gezeigt. Wenn also zwei Gruppen von Tieren mit krebsauslösenden Chemikalien in Kontakt kamen, erkrankten jene, denen beispielsweise Zitrusschalen gefüttert wurden, wesentlich seltener oder langsamer als ihre unbehandelten Artgenossen.

Einige ätherische Öle wirken den wenigen veröffentlichten Studien zufolge direkt gegen das Tumorgewebe, andere verlangsamen das Wuchern der krankhaft wachsenden Zellen durch ihre antioxidativen und regenerativen Wirkungen, andere natürliche Riechstoffe wiederum unterstützen und stabilisieren den Gesamtzustand des betroffenen Menschen, sodass sein Immunsystem besser arbeiten kann und er bei Kräften bleibt.

Doch vertiefende Forschung mit diesen Natursubstanzen erfolgt selten, da sie nicht patentierbar sind. Eine Pharmafirma möchte jedoch nicht viele Jahre und riesige Geldsummen in ein Naturprodukt investieren und dann – wenn Erfolge zu verzeichnen sind – Nachahmern mit ihren Kopien das Feld überlassen.

Es geht bei den folgenden Vorschlägen nicht darum, den behandelnden Ärzten ins Handwerk pfuschen. Diese aromatische Begleitung sollte also immer mit den behandelnden Ärzten abgestimmt werden. Die Rezepte sind bewusst gering dosiert. Da sie sich im kosmetischen Bereich bewegen, sind sie nicht »schlimmer« als Hautpflegemittel, die ein kranker Mensch ja weiterhin benutzen darf.

Zeitpunkt des Einsatzes der Aromatherapie

Weil man noch nicht allzu viel über die Interaktion von ätherischen Ölen und den meisten in der Krebstherapie eingesetzten Medikamenten weiß, sollten hoch dosierte ätherische Öle nicht während Chemotherapie und Bestrahlung, sondern nur in den Pausentagen oder Intervallwochen verwendet werden. Chemotherapie und Bestrahlung sollen möglichst viel (krankes) Gewebe zerstören, die deutliche antioxidative Wirkung vieler ätherischer Öle könnte jedoch möglicherweise diese Wirkung reduzieren. Zudem wirken einige Riechmoleküle als so genannte Carrier, sie können also pharmazeutisch aktive Stoffe in tiefe Gewebeschichten transportieren. Bei den Anti-Brustkrebs-Medikamenten 5-Fluorouracil und Tamoxifen kann es durch Eukalyptusöl, Pfefferminzöl und Ylang-Ylang-Öl zu Überdosierungen kommen.

Während der **Chemotherapiepausen** kann der strapazierte Körper mit ätherischen Ölen aufgebaut und gestärkt werden. Die regulierende Wirkung der meisten Öle auf das Immunsystem kann wertvolle Hilfe zur Selbsthilfe bieten. Aus dem Gebiet der Psychoneuroimmunologie weiß man inzwischen, dass das Immunsystem nur einwandfrei funktioniert, wenn die psychische Lage stabil ist. Darum kann auf stimmungsaufhellende Öle fast nicht verzichtet werden, um die Angst, die Verzweiflung und die Resignation wenigstens etwas in den Griff zu bekommen.

Eine ganzheitliche aromatherapeutische Begleitung bei schwerwiegenden Erkrankungen kann sehr unterschiedlich aussehen. Allerdings zeigen die Abläufe von ersten Verdachtsmomenten, frühen Diagnoseverfahren, Schockerlebnissen, Therapieabläufen oft ähnliche Parallelen. Die Lebensumstände des betroffenen Menschen müssen unbedingt berücksichtigt und mit einbezogen werden.

Es ist jedoch nicht schwierig oder riskant, im Rahmen der Pflege von Angehörigen die eine oder andere Mischung auszuprobieren. Wichtig ist zu beachten, dass der erkrankte Mensch sich mit den ausgesuchten Naturdüften wirklich wohl fühlt, die aromatische Begleitung als angenehm empfindet. Man darf bei schweren Erkrankungen niemandem eine Ölrezeptur nach »Schema F« aufzwingen, es muss also möglichst oft ein Feedback seiner oder ihrer Nase abgefragt werden. Was für den einen Menschen richtig ist, kann beim anderen Menschen unerwünschte Reaktionen hervorrufen. Und in verschiedenen Phasen der Erkrankungen können verschiedene Rezepturen sinnvoll sein.

Fitnessdrink

» Ein ausgemergelter und geschwächter Körper kann sich weder gegen die Krankheit wehren, noch kann er die toxische Wirkung der Chemotherapie kompensieren. Das Trinken des Fitnessdrinks nach Ruth von Braunschweig kann eine frische und natürliche Nahrungsergänzung sein.

4 Teile Karotten • 1 Teil Apfel • 1 Teelöffel frisch gepresster Zitronensaft • 1 Teelöffel Honig • 1–2 Teelöffel Pflanzenöl, vorzugsweise frisches Leinöl • ¼ bis ½ Teelöffel Kurkumapulver

- Statt der frischen Karotten und Äpfel kann auch jeder andere hochwertige Obst- und Gemüsesaft verwendet werden. Alles gut vermischen und schluckweise trinken, bis zu zweimal am Tag.

Die Kraft der Bäume

» Wenn wir uns klein und wie ein welkendes Pflänzchen fühlen, können ätherische Öle aus Hölzern und holzähnliche Düfte unserem Körper und Geist dran erinnern, dass es bereits starke Zeiten im Leben gab und dass diese noch in uns gespeichert sind, so dass wir darauf zurückgreifen können.

10 ml Jojobaöl • 2 Tropfen Waldkiefernöl • 1 Tropfen Rosmarinöl • 1 Tropfen Bohnenkrautöl • 1 Tropfen Sandelholzöl • 1 Tropfen Atlaszedernöl

- Alle Öle miteinander vermischen und in einen Roll-on aus Glas füllen (Anleitung Roll-on, Seite 25), öfters täglich auf Handgelenke (Puls) auftragen und einen Tupfer unter die Nase reiben, tief einatmen.

Wichtig Bitte beachten Sie, dass dieses Produkt nur von einer Person verwendet, also nicht weitergegeben wird, denn durch das Auftragen und Rollen kommen Hautschüppchen in den Roll-on.

Grundmischung Schock-lass-nach

» Nach einer Krebs-Diagnose erstarren die meisten Menschen in einer Art Schock. Auch die Angehörigen sind von diesem neuen Lebensabschnitt betroffen. In diesen Tagen und Wochen können stimmungsaufhellende Öle und solche, die helfen, den Schock zu verarbeiten, eine wertvolle Hilfe sein.

5 ml Orangenöl (1 Fläschchen) • 12 Tropfen Petit-Grain-Öl • 3 Tropfen Neroliöl

- Petit Grain und Neroli zum Orangenöl geben, gut mischen, von dieser Mischung regelmäßig 5 Tropfen in die Duftlampe geben, ab und zu 5 Tropfen mit etwas Honig oder Sahne emulgiert in einem Fußbad oder 7 Tropfen ebenfalls so emulgiert zum Abschalten in der Badewanne.

15 Tropfen in 30 ml Jojobaöl können immer dann wie eine Bodylotion aufgetragen werden, wenn der seelische Schmerz zu überwältigen droht. Orangenblütenhydrolat kann jederzeit rund um das Gesicht versprüht und auch eingeatmet werden.

Grundmischung Roter Faden

» Im nächsten Schritt steht eventuell eine Entscheidung über die Art der Behandlung an. In dieser Situation hilft Zypressenöl, etwas Struktur in das Gedankenkarussel der Abwägungen zu bringen, sodass wieder ein roter Faden für das zukünftige Leben sichtbar ist.

75 Tropfen Zitronenöl • 60 Tropfen Zypressenöl • 15 Tropfen Rosengeranienöl

- Die ätherischen Öle in einer 5-ml-Flasche gut mischen, davon regelmäßig 5 Tropfen in die Duftlampe geben und, wie oben geschildert, auch in Bädern und in Jojobaöl anwenden.

- Die Wirkung kann durch regelmäßiges Versprühen und Einatmen von Zypressenhydrolat verstärkt werden.

Grundmischung Weite Welt

» Sollte die Entscheidung zugunsten eines chirurgischen Eingriffes gefallen sein, ist es wichtig, dass sich der Patient diesem im bestmöglichen Zustand unterziehen kann. Mindestens eine Woche vor dem Termin verwöhnt man sich mit Neroliöl und Orangenblütenhydrolat.

75 Tropfen Grapefruitöl 2,5 • 60 Tropfen Mandarinenöl 2 • 20 Tropfen Bergamotteöl • 10 Tropfen Kamille römisch • 5 Tropfen Tonkaextrakt

● Die ätherischen Öle in einer 5-ml-Flasche gut mischen, von dieser Mischung regelmäßig 5 Tropfen in die Duftlampe geben, und wie oben geschildert, auch in Bädern und in Jojobaöl anwenden.

Der Herzschlag in Alarmstimmung wird besänftigt, das zu erwartende Operations-Trauma wird abgefangen. Angstgefühle lindert das Öl der Römischen Kamille, sie lindert die Enge, die den angsterfüllten Mensch erdrückt, gibt wieder Raum für wohltuendere Gedanken.

Narbenpflege

» Die Umgebung der Narbe sollte möglichst bald mit einem Tropfen puren Lavendelöles betupft werden. Auf diese Weise wird nicht nur die Heilung beschleunigt, sondern diese Maßnahme ist auch eine Vorbeugung gegen eine Infektion mit den gefürchteten Krankenhauskeimen.

20 ml Sheabutter • 10 ml Wildrosenöl • 10 Tropfen Lavendelöl • 5 Tropfen Immortelleöl • 1 Tropfen Kamille blau • 1 Tropfen Rosenöl

● Fett und Öl vorsichtig auf der Heizung oder in einem Wasserbad schmelzen, gut vermischen, die ätherischen Öle dazugeben, in ein Salben- oder Cremedöschen abfüllen, fest werden lassen. Nach der Abnahme des Verbandes kann die Narbe mit Wildrosenölbalsam gepflegt werden, sodass sie möglichst ebenmäßig und nicht wulstig zusammenwächst, was für spätere Probleme sorgen könnte.

Bei Kunststofffäden tupft man unverdünntes Lavendelöl mindestens 2 cm von der Narbe entfernt auf. Auch wenn das Öl auf entfernteres Gewebe aufgetragen wird, »wandert es unterirdisch« weiter zu der Stelle, wo es benötigt wird.

Muntermacher

» Eine Begleiterscheinung der Tumortherapie ist die Müdigkeit. Bei diesem psychisch und körperlich stark belastenden Zustand muss und darf der Körper ruhen, hier heißt es, Akzeptanz zu üben! Allerdings muss in manchen Situationen das Leben (fast) wie gewohnt weitergehen.

25 ml Jojobaöl • 25 ml Mandelöl • 10 Tropfen Rosmarinöl Ct. Borneon • 10 Tropfen Speiklavendelöl • 5 Tropfen Pfefferminzöl

- Alle Öle in einer 50-ml-Braunglasflasche gut mischen und morgens sowie mittags die Unterarme und Beine sanft damit einreiben.

Als weitere »Starthilfe« morgens einen Teelöffel Bio-Rosmarinhydrolat einnehmen und bei Bedarf vormittags wiederholen. Das Hydrolat kann auch als belebendes Raumspray, von dem etwas eingeatmet wird, versprüht werden.

Hand-Fuß-Syndrom

» Einer unangenehmen Begleiterscheinung der Chemotherapie, kribbelnden und schmerzenden Handinnenflächen und Fußsohlen, kann mit rückfettenden und antioxidativen Maßnahmen begegnet werden.

20 g Sheabutter • 10 ml Johanniskrautmazerat • 10 Tropfen Sanddornfruchtfleischöl • 3 Tropfen Weihrauchöl • 1 Tropfen Patchouliöl • 1 Tropfen Rosenöl

- Fett und Öl vorsichtig auf der Heizung oder in einem Wasserbad schmelzen, gut vermischen, die ätherischen Öle dazu geben, in ein Salben- oder Cremedöschen abfüllen, fest werden lassen.

- Mehrfach täglich hauchdünn und vorsichtig auf Handinnenflächen und Fußsohlen auftragen, am besten nach dem Aufsprühen von etwas Rosen- oder Rosmarinhydrolat oder dem Auftragen von etwas Aloe-vera-Gel.

Begleiterscheinungen der Strahlentherapie

Bei jedem zweiten Tumorpatienten steht nach Operation und Chemotherapie eine Serie von Bestrahlungen an, die eventuell verbliebene Tumorzellen zerstören soll. Vor allem bei Brustkrebsarten, Genital- und Hirntumoren müssen Patienten sich mit Radiotherapie auseinandersetzen. In der naturheilkundlichen Vorbereitung und Stärkung der Umgebungshaut des Tumors konnten in den vergangenen 25 Jahren im deutschsprachigen Gebiet erstaunliche Erfolge erzielt worden, sodass die gesunde Haut nicht allzu stark in Mitleidenschaft gezogen werden muss. Ohne diese Vorbereitung drohen übelste Verbrennungen, verbunden mit Schmerzen und erhöhter Infektionsgefahr.

Starke Verbrennungen der umgebenden gesunden Hautpartien sind nicht nur äußerst schmerzhaft, sie ziehen auch Keime an und so kann weiteres unnötiges Leiden entstehen, dass oft selbst mit Antibiotika nicht in den Griff zu bekommen ist.

Man trägt eine Mixtur aus Aloe-vera-Mazerat, Sanddornfruchtfleischöl, Niaouliöl und Lavendelöl schon zwei bis drei Wochen vor der Bestrahlung ganz sanft und vorsichtig entweder die betroffenen Stellen auf oder die Haut darum herum, falls der behandelnde Arzt die Direkt-Applikation nicht wünscht, ein. Erfrischend, kühlend und lindernd ist auf alle Fälle das Aloe-vera-Gel, das nach Gefühl und Bedarf pur und so oft und so lange wie nötig aufgetragen werden kann. Die Ölmischung sollte nach Beendigung der Radiotherapie noch mindestens vier Wochen verwendet werden. Diese Anwendungen sind grundsätzlich auch für Kinder geeignet. Eine fertige Mischung mit diesen Zutaten kann man bei der Merlin Apotheke in Bonn (0228–377 367 20) bestellen.

Aus meiner Praxis

Mir berichteten drei Brustkrebspatientinnen, dass sie zunächst nicht zur Reha zugelassen werden sollten, da der Arzt sie »erst mal zur Bestrahlung« schicken wollte! Diese war jedoch bereits erfolgt, jedoch ohne die üblichen schwerwiegenden und erwarteten Verbrennungsnarben. Mithilfe von Niaouliöl und Sanddornfruchtfleischöl konnte die Häufigkeit von Hautschäden wirklich beeindruckend reduziert werden.

Strahlenschutz-Mischung

10 ml Aloe-vera-Mazerat oder Olivenöl • 5 Tropfen Sanddornfruchtfleischöl • 3–5 Tropfen Niaouliöl • 1–3 Tropfen Lavendelöl

- Alles gut mischen und in den Pausen zwischen den Bestrahlungs-Tagen in gutem Abstand um die markierte Stelle sanft auftragen.

- Bei starkem Wärmegefühl ist es auch hilfreich, in der Hand die zu verwendende Menge der Ölmischung mit einer haselnussgroßen Menge Aloe-vera-Gel zu vermischen (ohne Alkohol/Konservierung z. B. Santaverde oder Pharmos). Auch das Besprühen mit Rosenhydrolat kann Erleichterung verschaffen.

Alle Zutaten sind hoch verträglich, selbst bei leichter Überdosierung; sie müssen jedoch recht neu, dürfen also nicht oxidiert sein (keinesfalls älter als ein halbes Jahr nach dem erstmaligen Öffnen).

Wundpflege

» Wenn alle Vorsorge und die Behandlungen zwischen den Bestrahlungen trotzdem zu Verbrennungsschäden geführt haben, ist Puder meistens die einzige Möglichkeit, die geschundene Haut zu »reinigen«, zu pflegen, zu schonen, zu beruhigen.

Reispulver • Pfefferminzöl oder Bergamotteminzöl

- In die Dose können vor Einfüllen des Reispulvers 4 Tropfen Pfefferminzöl (erfrischend-kühlend) oder Bergamotteminzöl (entspannend-regenerierend) gegeben werden, gut an den Wänden der Dose verteilen, dann mit dem vorsichtig eingefüllten Puder rollend vermischen.

Reispuder bindet Ausscheidungen der Haut, insbesondere Feuchtigkeit und auch Toxine, die bei/nach einer Chemotherapie die Haut besonders empfindlich machen. Zudem wirkt er kühlend, entzündungshemmend und beruhigend. Am besten, man bestellt zum Reispuder eine hygienische Streudose aus Kunststoff (erhältlich bei www.aromapflege.com).

Der schützende Mantel für den letzten Weg

Wenn aus »schulmedizinischer« Sicht nichts mehr getan werden kann, wenn also nicht mehr heilend (kurativ), sondern »nur« noch lindernd gearbeitet werden kann, bietet uns das Schatzkästchen der Phytotherapie immer noch einiges. So kann die verbleibende Lebenszeit lebenswert oder wenigstens erträglich gestaltet werden. Individuell abgestimmte und wohlduftende Aromapflege wird meist dankbar angenommen, wenn Menschen den letzten Weg antreten. Oft funktioniert im müden Körper fast nichts mehr, doch vertraute Düfte kommen noch an und vermitteln Geborgenheit, Vertrautheit und Normalität – in dieser außergewöhnlichen und bedrohlich wirkenden Lebensphase. Gelangen Riechmoleküle nicht mehr über den Weg von der Nase zum Gehirn, funktioniert der Mechanismus immer noch über die Rezeptoren der Haut.

Im Bereich der sogenannten Palliative Care bemüht man sich um körperlichen, seelischen und spirituellen Schutz. Der Begriff kommt vom lateinischen Wort *palliare,* was so viel wie »mit einem Mantel bedecken« bedeutet. Während der Arbeit an diesem Buch zog sich mein alter Vater in seine innere Welt zurück, verstand vieles nicht mehr und war sicher auch von Ängsten geplagt (was ein Mann seiner Generation freilich niemals auch nur denken durfte). Er liebte jedoch die sorgsame Begleitung: Mit einer guten Mahlzeit entlockte ich ihm freudestrahlendes Lob, eine duftende Rückenmassage ließ ihn besser einschlafen, die regelmäßige Begegnung mit einem jungen Hund erinnerte ihn vermutlich an die schönsten Jahre seines Lebens mit seinem »blonden« Cocker Spaniel. Auch solche Maßnahmen gehören zur ganzheitlichen palliativen Betreuung.

Ein weiteres Beispiel von »kleiner«, aber großer aromatischer Begleitung in den letzten Minuten hat mich tief berührt: Eine Betreuerin gab ihrem schwer demenziell veränderten Schützling, ein Mann mit Trisomie 21, der bereits fast »auf der anderen Seite« war und schon länger nicht mehr sprach, Lavendelduft unter die Nase. Mit den gehauchten Worten »das ist fein« verließ er diese Erde.

Andere Menschen benötigen vielleicht weniger solche Art von subtiler Begleitung, sondern Unterstützung beim Regeln von finanziellen und anderen bürokratischen Dingen. Wiederum andere wenden sich nun erstmals oder verstärkt religiösen oder spirituellen Themen zu und sind dankbar für Besuche von Kirchen oder Meditationsveranstaltungen, für das Vorlesen von gewünschten Texten oder das gemeinsame Beten. Es geht also längst nicht nur um lindernde medizinische Betreuung, sondern darum, das gesamte Wesen des sich zurückziehenden Menschen, so gut es geht, rundum zu versorgen.

Einsatz von ätherischen Ölen

Im britischen Palliative-Care-Bereich ist es bereits seit Langem unvorstellbar, Menschen ohne ätherische Öle zu begleiten. Es ist vielleicht eines der wichtigsten, dankbarsten und effektivsten Gebiete der Aromatherapie. Nicht nur kann man mit schönen Naturdüften die meistens angsterfüllten und belastenden Momente von Menschen mit der schrecklichen Diagnose »Unheilbar!« lindern. Letztendlich wird damit ein Todesurteil von Seiten der Ärzte ausgesprochen, oft mit genauen Zeitangaben. Tatsächlich können ätherische Öle diese Zeitangaben verändern, also die Zeit verlängern, wie in einigen Beobachtungsstudien beschrieben wurde. Auch Pflegende können berichten, dass es immer wieder vorkommt, dass Menschen aus dem Hospiz entlassen werden, weil der Tod doch nicht bevorsteht. Sie konnten sich mit einer gut eingesetzten ganzheitlichen Pflege erholen.

Ich wurde einmal von jemandem gefragt, welche Öle ich im Palliative-Care-Bereich einsetzen würde, hätte ich nur 10 Fläschchen zur Auswahl. Ich schlug folgende Öle vor, auch wenn spezielle Betreuungssituationen in konkreten Fällen zu berücksichtigen sind und womöglich andere Öle nötig werden.

- Lavendel fein *(Lavandula angustifolia)* bei Unruhe, Angst und Schmerzen
- Mandarine *(Citrus reticulata)* bei Unruhe, Angst, Aggression, Wut
- Petit Grain, evtl. mit Neroli *(Citrus aurantium)* bei Angst, Alpträumen, Unruhe, Konzentrationsproblemen, Infektionen der Haut und Atemwege (bei bereits sehr geschwächten Menschen)
- Kamille römisch *(Chamaemelum nobile)* bei tiefen Ängsten, bei heftigen psychischen Reaktionen auf die Diagnose, Alpträumen, Verlust-Ängsten, Gefühl der Verlorenheit und des Ausgeliefertseins, zum Loslassen bei starken Schmerzen, bei Einschlafproblemen
- Lorbeer *(Laurus nobilis)* bei starken Schmerzen, bei Infektionen, bei Verwirrtheit, zur seelischen Stabilisierung
- Cajeput *(Melaleuca leucadendron)* bei Schmerzen und Infektionen/Verschleimung der Atemwege
- Rose *(Rosa damascena)* bei Schmerzen, Entzündungen (insbesondere der Schleimhäute), Unruhe, spirituellen/religiösen Krisen, Todesangst
- Weihrauch *(Boswellia sacra/carterii)* bei Schmerzen, Entzündungen, Angst, Unruhe, spirituellen/religiösen Krisen
- Manuka *(Leptospermum scoparium)* und/oder Teebaum *(Melaleuca alternifolia)* bei infektiösen Prozessen, MRSA, Schwellungen der Schleimhäute, zur Vorsorge und lindernd bei Radiotherapie-Schäden, gleichzeitig psychisch stabilisierend und erdend

- Pfefferminze *(Mentha piperita)* bei Übelkeit, Schluckstörungen, Kopfschmerzen, Verschleimung der Atemwege (bei noch nicht extrem geschwächten Menschen), Konzentrationsstörungen, Schwäche/ Müdigkeit, zur Vorsorge bei Radiotherapie-Schäden

Auch Rosen- und Melissenhydrolat sollten eingesetzt werden, ebenso Sanddornfruchtfleischöl und Calophyllumöl sowie ein gutes Aloe-vera-Produkt sind meiner Ansicht nach unentbehrlich. Zudem sind alle Zitrusöle passend, da sie die Raumluft erfrischen und reinigen, den Geist klären und den meisten Menschen ein Gefühl von Normalität und Vertrautheit geben. Es sollten immer Mischungen aus bestenfalls drei Ölen gemacht werden, denn sonst assoziieren Pflegende und Angehörige beispielsweise mit dem Duft der Rose irgendwann nur noch Leid, Trauer, Tod. Es ist eher unwahrscheinlich, dass einem die individuell angefertigten Mischungen später im Leben nochmals begegnen und dann unangenehme Gefühle auslösen.

Der Abschied, innerlich und äußerlich

Wir kommen zum Ende unserer aromatischen Reise, haben viele Höhen und Tiefen des Lebens unserer Angehörigen und Schutzbefohlenen miterlebt. Das menschliche Leben beginnt nur, weil eine Duftspur weibliche und männliche Keimzellen zueinander finden lässt. Der Embryo nimmt sein neues Universum bereits durch das Riechen wahr. So bietet es sich an, die letzten Tage und Stunden mit ätherischen Ölen zu begleiten, den Lebenskreis mit angenehmen Düften zu schließen. Vielleicht erinnert sich der Sterbende an Gerüche aus seiner Zeit im Mutterleib und fühlt sich so geborgen.

Seit Jahrtausenden signalisieren Wohlgerüche dem Menschen Frieden, Ruhe, Spiritualität, Unendlichkeit. Anders als damals sind die feinen Pflanzendüfte nicht mehr nur den Priestern und den Reichen vorbehalten. Wir können sie anwenden, um die letzte Reise, vielleicht in ein anderes Universum, anzutreten.

Sterbende Menschen befinden sich auf der letzten Reise, die jedes Lebewesen alleine gehen muss, fühlen sich vermutlich ängstlich, möglicherweise verwirrt, denn sie befinden sich in einer gänzlich neuen inneren Umgebung. Der Sterbevorgang läuft, wenn nicht mit lebensverlängernden Maßnahmen eingegriffen wird, in bestimmten physiologischen Schritten ab, vergleichbar einer natürlichen Geburt. Menschen in diesem Prozess sollten nur mit babyzarten Verdünnungen konfrontiert werden, um die im Körper stattfindenden Vorgänge des Abschiednehmens nicht zu stören oder gar zu unterbrechen. Kaum riechbar für den gesunden Erwachsenen ist für den Sterbenden gerade richtig: unter 1 Prozent. Wenn er es noch sagen kann, bestimmt er die Düfte nach seinen Vorlieben. Die ausgewählten ätherischen Öle werden also 0,5- bis 1%ig verdünnt: 1 bis 2 Tropfen werden auf 10 ml fettes Trägeröl oder Aloe-vera-Gel gegeben und gemäß den im vorderen Teil des Buches vorgeschlagenen Anwendungen eingesetzt.

Wie im Abschnitt Wachkoma erläutert, werden erst die eigenen Hände mit dem Duft eingeölt. Eine Hand wird an die Nase des Patienten geführt und auf Reaktionen geachtet: Entspannen, Zuckungen, Veränderungen des Mundwinkels und der Augenlider, ein leichtes Lächeln etc. Erst wenn man das Gefühl hat, dass keine Ablehnung erfolgt, streicht man vorsichtig über Hände und Unterarme des Sterbende. Manchmal kann es besser sein, die eingeölten Hände behutsam ohne Druck auf den oberen Brustkorb zu legen. Stark mechanisch reibende Griffe vermeiden.

Die zur Begleitung des Sterbeprozesses typischen ätherischen Öle sind für viele Menschen folgende:

- Adlerholz – schwebend wie ein Adler den Übergang erleichtern
- Weihrauch – Loslassen und Abschied in Glaube und Hoffnung
- Atlaszeder – Altes ablegen und den Neubeginn wagen
- Neroli - gelassen nach vorne blicken
- Iris – Erde und Himmel berühren, Kontakt zu neuen Ebenen
- Rose (Destillat) – das Herz öffnen, ins Zentrum schauen

Und wer kümmert sich um uns, die Angehörigen und Pflegenden? Das ist möglicherweise der wichtigste Teil der Palliativpflege, denn die Erkrankten können sich oft eher mit ihrem Weg versöhnen als die Familie. Der unendliche Schmerz des bevorstehenden, unwiederbringlichen Verlustes ist für viele Menschen fast nicht zu ertragen. Es fehlen die Worte, es kann sich Angst, Wut, schlechtes Gewissen oder eine sonstige Flut an Gefühlen wie ein eiskalter Wasserfall über die »Überlebenden« ergießen.

Darum muss der Trauer vor und erst recht nach dem Abschied genügend Raum gegeben werden. Sie muss aufgefangen werden, denn Menschen die monate- oder gar jahrelang jemanden betreut und gepflegt haben, fallen plötzlich in ein zeitliches und emotionales Loch. In der Aromapflege und Osmologie kümmert man sich erst in den letzten Jahren um die Betreuer, egal ob in Kliniken, Altenheimen oder Hospizen. Wie im Flugzeug, wo im Fall eines Druckabfalls erst die eigene Sauerstoffmaske aufgesetzt werden muss, bevor man Mitreisenden hilft, so sollte die betreuende Person bei sich bleiben können, Kraft und Zuversicht ausstrahlen. Denn ausgepowerte Helfer können nicht so gut helfen wie in sich ruhende und starke Begleiter! In diesem Bereich sind heiß und innig geliebte Düfte die wichtigsten Unterstützer. Ich stelle dennoch ein paar Rezeptideen vor.

Baum-Umarmen

» Freunde von Natur-Spaziergängen, Liebhaber von holzigen und stabilisierenden Düften können beim bevorstehenden Loslassen dieser irischen Ebene noch einmal die Schönheit der majestätischen Bäume einatmen.

4 Esslöffel Sahne (Rahm) • 2 Tropfen Zirbelkieferöl • 2 Tropfen Lorbeeröl • 1 Tropfen Sandelholzöl • 1 Tropfen Atlaszederöl

- Die Sahne mit den Ölen gut mischen, nach dem Einlassen in das Badewasser geben und gut verrühren. Mindestens 10 Minuten genießen! Tief einatmen!

- Wer keine Badewanne hat, kann sich mit der Hälfte dieser Rezeptur in der Dusche einreiben; kurz einziehen lassen, dann abduschen. Bettlägerige Menschen können damit sanft gewaschen werden.

Rosen-Abschied

» Das Parfüm der Rose gilt in vielen Religionen und auch in der Sterbebegleitung als Heiliger Duft, auf dem Weg in die ewige Heimat kann er begleiten und beglücken.

25 ml Wodka oder Korn • 25 ml Rosenhydrolat • 10 Tropfen Orangenöl • 5 Tropfen Rosengeranienöl • 5 Tropfen Palmarosaöl • 5 Tropfen Ho-Blätteröl • 2 Tropfen Atlaszederöl

- Öle, Hydrolat und Alkohol in einer 50 ml Braunglasflasche mit Sprühaufsatz mischen. Vor jeder Anwendung sehr gut durchschütteln. Mehrfach täglich vor sich in die Luft sprühen, ein paar Atemzüge davon durch die Nase einziehen.

Sehnsuchts-Fänger

10 ml Jojobaöl · 2 Tropfen Iris 1%ig · 1 Tropfen Grapefruitöl · 1 Tropfen Orangenöl · 1 Tropfen Kamillenöl (römisch) · 1 Tropfen Tonkaextrakt · 1 Tropfen Vanilleextrakt

● Alle Öle miteinander vermischen und in einen Roll-on aus Glas füllen (Anleitung Roll-on, Seite 25), bei Bedarf auf Handgelenke (Puls) auftragen und einen Tupfer unter die Nase reiben, tief einatmen.

Wichtig Bitte beachten Sie, dass dieses Produkt nur von einer Person verwendet, also nicht weitergegeben wird, denn durch das Auftragen und Rollen kommen Hautschüppchen in den Roll-on.

Regenbogen-Brücke

» Wenn ein lieber Angehöriger den letzten Weg gegangen ist, fallen wir erst einmal in ein tiefes Loch. Schock und Dankbarkeit vermischen sich vielleicht, doch die Kraft scheint auch erst einmal dahin zu schwinden. Ein dufter Begleiter kann die schwersten Stunden erträglich machen.

3 Tropfen Iris 1%ig • 1 Tropfen Neroliöl • 1 Tropfen Rosenöl • 1 Tropfen Tonkaextrakt

● Die ätherischen Öle auf das Zellstoff-Röllchen eines Inhalierstiftes geben (Anleitung Inhalierstift, Seite 24), zuschrauben und bei Bedarf, beispielsweise bei tiefer Trauer und Panikattacken, mehrere Male tief einatmen. Beim Einschlafen den geöffneten Stift mit auf das Kopfkissen legen.

Service

Literatur

Zwei Bücher möchte ich allen Menschen ans Herz legen, die sich mit dem Sterben von lieben Angehörigen und auch mit ihrer eigenen Endlichkeit befassen müssen oder möchten. Der Autor Gian Domenico Borasio lehrt am einzigen Lehrstuhl für Palliativmedizin in der Schweiz, Lausanne, sein Werk wurde mit dem Preis »Wissensbuch des Jahres 2012« (Kategorie »Zündstoff«) ausgezeichnet. **»Über das Sterben: Was wir wissen. Was wir tun können. Wie wir uns darauf einstellen«.** Das zweite Buch ist inzwischen ein internationaler Klassiker für alle, die in Hospizen arbeiten. Dieses dicke Werk liest sich wirklich gut und birgt reichlich inspirierenden Stoff. **»Das tibetische Buch vom Leben und vom Sterben: Ein Schlüssel zum tieferen Verständnis von Leben und Tod«**, zusammengestellt von Sogyal Rinpoche, dem früheren Übersetzer des Dalai Lama. Meiner Meinung sind beide Bücher wichtige Pflichtlektüre für jedermann und jederfrau, denn diesen Weg werden wir ALLE gehen müssen, warum also nicht vorher einigermaßen informiert und vorbereitet sein!

Ernährung in der Krebstherapie: Beuth, Josef: Gut durch die Krebstherapie (Trias)

Gröber, Uwe: Besser durch die Krebstherapie (WVG)

Aroma-Rezepte zum Entspannen und Anregen: Zimmermann, Eliane: Aromatherapie für Sie (TRIAS)

Hochwertige erprobte Fertig-Produkte, die bereits im klinischen Bereich eingesetzt werden

Da die Pflegenden in vielen Pflegeinstitutionen nicht mehr selbst individuell angepasste Mischungen herstellen dürfen, kann es notwendig sein, auf Fertigprodukte von hoher Qualität zurückzugreifen. Auch Privatpersonen, die sich um die Betreuung ihrer Angehörigen kümmern, haben oft weder Zeit noch Muße, selbst Rezepturen zu mischen, für sie sind hochwertige Produkte ideal. Neben den seit Jahrzehnten bewährten Produkten von Weleda und Wala gibt es inzwischen eine gute Auswahl an Pflegeprodukten, welche im Wesentlichen aus Bio-Ölen und ätherischen Ölen bestehen (Tabelle Seite 176):

- Doris Karadar: www.bioparadies.it
- Evelyn Deutsch: www.aromapflege.com
- Ingeborg Stadelmann: www.bahnhof-apotheke.com
- Jophiel: www.jophiel-aromaoele.de
- Feeling: www.feeling.at
- Neumond: www.neumond.de
- Primavera: www.primaveralife.com
- Wadi: www.etherischeoele.de

Fertigmischungen zur Aromapflege

Anbieter Anwendung	Doris Karadar	Evelyn Deutsch	Ingeborg Stadelman
Atemstimulierende Einreibung	✓	✓	✓
Beruhigung & Schlafen	✓	✓	✓
Blähungen Bauchmassage	✓	✓**	✓
Dekubitusprophylaxe Hautregeneration	✓	✓	–
bei Hämatomen Trauma-Mischung	✓	✓	✓ ✓*
Haarwuchs	–	–	–
Intertrigoprophylaxe	✓	✓	–
Juckreiz, gereizte Haut	✓	–	–
Förderung des Lymphflusses	✓	✓	✓
Mundpflege	✓	✓	✓
Narbenverbesserung	✓	✓	✓
Pilzprophylaxe	✓	–	–
Rosenhydrolat	✓ o. Alk.	✓ o. Alk.	✓ o. Alk. mit Steril–Garantie
Unterstützung bei Schmerzen	✓	✓	–
Schnupfen-Nasenbalsam oder -Öl	✓	✓	–
Sterbebegleitung und Trauer	✓	–	✓
Stimmungsaufhellung Wohlfühlen	✓	✓	✓
Venenpflege	✓	–	–
Zoster/Gürtelrose	✓	–	–

* ohne ätherische Öle; ** für Kinder o. Alk.: ohne Ethanol
keine Gewähr, Produkte können je nach gesetzlicher Lage anders deklariert werden

Jophiel	Feeling	Neumond	Primavera	Wadi
✓	✓	✓	✓	✓
✓	✓	✓	✓	✓
✓	✓	–	–	✓
✓	✓	✓	✓	✓
✓	–?	✓	–	✓
–	–	–	–	✓
–	–	–	–	–
–	–	–	–	✓
✓	–	–	–	✓
✓	–	–	–	✓
✓	✓	–	✓	✓
–	–	–	–	✓
✓ o. Alk.	✓ o. Alk.	✓ o. Alk.	✓	✓ o. Alk.
✓	✓	✓	✓	✓
–	✓	–	✓	✓
–	–	–	✓	–
✓	✓	✓	✓	✓
✓	–	–	–	✓
–	–	–	–	✓

Indikationstabelle Aromapflege

Indikation, Eigenschaften	verwendete Öle, Hydrolate und andere Mittel
Aggression, herausforderndes Verhalten bei Demenz	Lavendelöl, Neroliöl, Melissenöl, Vetiveröl, Sandelholzöl
Angstzustände, Panikattacken	Grapefruitöl, Römische-Kamille-Öl, Tonkaextrakt
aphrodisisch	Jasminabsolue, Sandelholzöl, Ylang-Ylang-Öl, Oud-Attar (Adlerholzöl), Frangipaniabsolue
Asthma	Eukalyptusöl (in Kapseln)
Atemnot	Johanniskrautöl, Fichtennadelöl, Myrtenöl, »rot« Ct. Myrtenylacetat
Atemwege (obstruktiv)	Schwarzkümmelöl, Bischofskrautöl, Fenchelöl, Eukalyptusöl, Eukalyptusölkapseln
Atmung (zu flach, ASE)	Latschenkiefernöl, Weißtannenöl, Ravintsaraöl, Myrtenöl (türkisch), Lavandin, Rosmarin Ct. Cineol
Atmung (zu flach)	Fichtennadelöl, Weißtannenöl, Lavendelöl, Bischofskrautöl
Augen (Trockenheit)	Rosenhydrolat ohne Alkohol, Augentrost-Tinktur, Hyaluron-Augentropfen
Bestrahlung (Schutz vor Schäden)	Aloe-vera-Mazerat, Aloe-vera-Gel, Sanddornfruchtfleischöl, Niaouliöl, Lavendelöl, Rosenhydrolat
Blähungen, Darmkrämpfe, Darmverstopfung (Obstipation)	Basilikumöl, Fenchelöl, Anisöl
Blasenentzündung, Harnverhalt	Eukalyptusöl, Sandelholzöl
Bluthochdruck (leicht senkend)	Sandelholzöl, Ylang-Ylang-Öl, Melissenöl, Neroliöl
Blutungen, Schnitte	Lavendelöl, Rosengeranienöl, Cistrosenöl
Bronchitis	Eukalyptus-radiata-Öl, Ravintsaraöl, Thymianöl Ct. Linalool, Myrtenöl
Darmträgheit (Verstopfung, Obstipation)	Pfefferöl, Ingweröl, Majoranöl
depressive Verstimmung	Zitrusschalenöle

Indikation, Eigenschaften	verwendete Öle, Hydrolate und andere Mittel
Dünnhäutigkeit, Überempfind-lichkeit	Atlaszedernöl, Himalayazedernöl, Sandelholzöl
durchblutungsfördernd, anregend	Rosmarinöl, Salbeiöl
Einschlafhilfe	Vetiveröl
Eiter	Calophyllumöl, Niaouliöl
Emotionale und hormonelle Achterbahnen	Mukatellersalbeiöl, Rosengeranienöl
Entzündungen (Haut und Schleimhaut)	Sanddornfruchtfleischöl
Entzündungen der Atemwege	Eukalyptusöl (idealerweise in Kapseln, Apotheke)
Fatigue, Müdigkeit	Rosmarinöl Ct. Cineol, Pfefferminzöl, Zitronenöl, Salbeiöl
Gedächtnisstörungen, Vergesslichkeit	Rosmarinhydrolat, Salbeiöl, Lavendelsalbeiöl, Zitronenöl, Rosmarinöl
Gedankengeplapper, innere Monologe	Neroliöl, Vetiveröl, Cardamomöl, Orangenöl
Gerüche (im Raum)	Kaffeebohnen, Natriumbikarbonatpulver Raumspray: Zitrusschalenöle, Nadelöle, Rosengeranie
Gerüche (Maske)	Zirbelkiefernöl, Limettenöl
Haarausfall	Rosmarinhydrolat, Rosmarinöl, Atlaszederöl Ylang-Ylang-Öl, Pimentöl, Thymian Ct. Thymol
Hand-Fuß-Syndrom	Sheabutter, Johanniskrautmazerat, Sanddornfruchtfleischöl, Weihrauchöl, Patchouliöl Rosenöl, Rosenhydrolat
Hände (Desinfektion)	Thymianöl Ct. Linalool, Zitroneneukalyptusöl, Gewürznelkenöl
Hautrötungen, Pickelchen, Pusteln	Bio-Aloe-vera-Gel, Karottensamenöl, Kamillenöl blau, Schafgarbenöl
Herpes (Lippenbläschen)	Zitronenmelissenöl

Indikation, Eigenschaften	verwendete Öle, Hydrolate und andere Mittel
Herzrhythmus, Herzfrequenz (regulierend)	Neroliöl, Zitronenmelissenöl
Herzrhythmusstörungen	Johanniskrautöl, Litsea-cubeba-Öl, Neroliöl, Rosenöl, Melissenöl
Hitzewallungen bei Brustkrebs-Behandlung	Kokosfett, Zitronenöl, Pfefferminzöl, Muskatellersalbeiöl
Immunsystem (modulierend)	Zitroneneukalyptusöl, Myrtenöl, Lemongrassöl, Gewürznelkenöl
Immunsystem (schwach)	Calophyllumöl, Ravintsaraöl, Melissenöl, Cistrosenöl
Intimbereich (Infektionen)	Calendulaöl, Weihrauchöl, Kamillenöl blau, Schafgarbenöl, Rosenöl
Juckreiz (durch Medikamente)	Kokosfett, Sheabutter, Speiklavendelöl, Lavandinöl, Pfefferminzöl
Juckreiz-Stopper	Pfefferminzöl und Speiklavendelöl
Klinikaufenthalt (Vorbereitung)	Neroliöl, Zitronenöl, Thymianöl Ct. Linalool, Bergamotteminzeöl, Zitronenmyrtenöl, Atlaszederöl
Koliken	Orangenöl, Basilikumöl, Muskatellersalbeiöl, Rosengeranienöl
Konzentrationsschwäche	Rosmarinöl, Rosmarinhydrolat, Pfefferminzöl, Waldkieferöl, Zitronenöl, Cardamomöl
Kopfschmerzen (Spannungskopfschmerzen)	Pfefferminzöl, Bergamotteminzöl, Majoranöl
Kreislauf anregend, Blutdruck steigernd	Rosmarinöl, Rosmarinhydrolat
Lippenpflege	Mandarinenöl und Vanilleextrakt
MRSA (Sanierung oder Prophylaxe)	Thymianöl Ct. Thymol, Bohnenkrautöl, Oreganoöl, Lemongrassöl, Salbeiöl, Gewürznelkenöl, Teebaumhydrolat, Thymianöl Ct. Linalool, Zitronenmyrte , Manukaöl, Teebaumöl
MRSA, Infektion mit Krankenhauskeimen	Thymianöl Ct. Linalool, Teebaumöl, Lemongrassöl, Thymianöl Ct. Thymol, Gewürznelkenöl

Indikation, Eigenschaften	verwendete Öle, Hydrolate und andere Mittel
Mund (Infektionen)	Kokosfett, Teebaumöl, Zitronenöl, Manukaöl, Cardamomöl
Mundpflege	Haselnussöl mit Zitrusölen, Butter
Mundschleimhaut, Mucositis (entzündet)	Kokosfett, Sanddornfruchtfleischöl, Cardamomöl, Manukaöl, Kamillenöl (deutsche)
Nacken- und Rückenschmerzen	Fichtennadelöl, Balsamtannenöl, Zitroneneukalyptusöl
Narben	Wildrosenöl, Lavendelöl, Kamillenöl blau, Weihrauchöl
Nase (Trockenheit)	Sheabutter, Aloe-vera-Gel, Atlaszedernöl, Zypressenöl, Myrtenöl
Nasennebenhöhlenentzündung	Eukalyptusöl
Nasenpflege	Benzoeextrakt und Lavendelöl
Ohrenschmerzen	Cajeputöl, Lorbeeröl
Pilze: Heilpflege	Rosengeranienöl und Teebaumöl
Pilzinfektionen (stark antimykotisch)	Bohnenkraut, Gewürznelke, Zimtblätter und Zimtrinde, Tulsi, Manuka, Teebaum
Prellung, Hämatom (blauer Fleck)	Immortellehydrolat, Immortelleöl, Manukaöl
Raumluft (atmosphärisch reinigend), Raumspray	Wacholderbeerenöl, Sandelholzöl, Palo-Santo-Öl
Restless Legs	Lavendelöl, Muskatellersalbeiöl, Ingweröl, Zimtblätteröl, Gewürznelkenknospenöl
Schlafstörungen	Lavendelöl, Myrtenöl Ct., Myrtenylacetat,Lavandinöl (Super), Bergamotteminzeöl, Römische Kamille-Öl, Bitterorangenöl, Orangenöl, Grapefruitöl, Zitronenmelissenöl, Vetiveröl
schleimlösend (sekretolytisch)	Pfefferminzöl, Eukalyptusöl, Ravintsaraöl, Cajeputöl, Niaouliöl, Myrtenöl
Schluckreflex verbessern	Pfefferminzöl
Schluckstörungen	Pfefferminzehydrolat
Schmerzen (Gelenke, Muskeln)	Johanniskrautöl, Wintergrünöl, Majoranöl, Lorbeeröl, Pfefferöl, Ingweröl, Tonkaextrakt

Indikation, Eigenschaften	verwendete Öle, Hydrolate und andere Mittel
Schmerzen (neuralgisch)	Johanniskrautmazerat, Rosmarinöl Ct. Bornan-2-on (Campher), Wacholderbeerenöl, Pfefferöl
schmerzlindernd, allgemein	Nadelöle, Wintergrünöl
Schock, Trauer, Trennung	Bergamotteöl, Petit-Grain-Öl, Neroliöl, Nerolihydrolat, Basilikumöl, Irisöl
Schwellungen	Wachholderbeerenöl, Pfefferminzöl, Immortelleöl, Immortellehydrolat
Schwindel	Rosmarinöl Ct. Cineol oder Ct. Campher/Borneon, Rosengeranienöl, Basilikumöl, Myrtenöl Ct. Myrtenylacetat
Spastiken, starke Verkrampfungen	Lavendelöl, Majoranöl, Basilikumöl, Muskatellersalbei
Sterbebegleitung	Weihrauchöl, Irisöl, Palo-Santo-Öl
stimmungsaufhellend	Bergamotteöl, Zitronenmyrtenöl, Rosengeranienöl, Rosenöl, Myrtenöl (Anden), Lorbeeröl, Mandarinenöl
Stress, Überforderung	Lavandinöl (Super), Bergamotteminzeöl, Kamillenöl (römisch), Bitterorangenöl, Orangenöl, Grapefruitöl, Zitronenmelisse, Basilikumöl, Fenchelöl
Träume (intensivierend)	Anisöl
Traurigkeit	Rosenöl, Neroliöl
tröstend, aufmunternd, beruhigend	Mandarinenöl, Grapefruitöl, Benzoeextrakt, Tonkaextrakt
Troststpender	Zitrusschalenöle, Vanilleextrakt, Tonkaextrakt
Übelkeit bei Chemotherapie	Ingweröl, Zitronenöl, Pfefferminzöl
Venenpflege	Calophyllumöl
verhornte Haut	Sheabutter
virale Hautinfektionen	Calophyllumöl, Kokosfett
virale systemische Erkrankungen	Zitrone, Limette, Zedrat (Urzitrone), Litsea, Zitroneneukalyptus, Zitronemyrte, Zitronenteebaum

Indikation, Eigenschaften	verwendete Öle, Hydrolate und andere Mittel
Viren (stark antiviral)	Melisse, Ravintsara, Zitroneneukalyptus, Cistrose, Zimtrinde, Palmarosa, Thymian Ct. Thujanol
Wadenkrämpfe, Muskelkrämpfe	Majoranöl
Warzen	Zitroneneukalyptus, Zitronenmyrte, Zitronenteebaum
Wundliegen, Dekubitus (Prophylaxe)	Lavendelöl, Palmarosaöl, Manukaöl
Zahnschmerzen	Johanniskrautmazerat, Gewürznelkenöl, Lorbeeröl

Stichwortverzeichnis

Liebe Leserin, lieber Leser,

hat Ihnen dieses Buch weitergeholfen? Für Anregungen, Kritik, aber auch für Lob sind wir offen. So können wir in Zukunft noch besser auf Ihre Wünsche eingehen. Schreiben Sie uns, denn Ihre Meinung zählt!

Ihr TRIAS Verlag

E-Mail-Leserservice
kundenservice@trias-verlag.de

Lektorat TRIAS Verlag
Postfach 30 05 04
70445 Stuttgart
Fax: 0711 89 31-748

Bibliografische Information der Deutschen Nationalbibliothek
Die Deutsche Nationalbibliothek verzeichnet diese Publikation in der Deutschen Nationalbibliografie; detaillierte bibliografische Daten sind im Internet über http://dnb.d-nb.de abrufbar.

Programmplanung: Sibylle Duelli
Redaktion: Dr. Sabine Klonk, Stuttgart
Bildredaktion: Christoph Frick, Nadja Giesbrecht

Umschlaggestaltung und Layout: CYCLUS Visuelle Kommunikation, Stuttgart

Bildnachweis:
Umschlagfoto und Fotos im Innenteil:
Anke Schütz, Buxtehude

1. Auflage 2018

Printed in Germany

Satz und Repro: Fotosatz Buck, Kumhausen
Gesetzt in Adobe InDesign CS6
Druck: AZ Druck und Datentechnik GmbH, Kempten

Gedruckt auf chlorfrei gebleichtem Papier

ISBN 978-3-432-10131-6

Auch erhältlich als E-Book:
eISBN (ePub) 978-3-432-10129-3

1 2 3 4 5 6

Wichtiger Hinweis: Wie jede Wissenschaft ist die Medizin ständigen Entwicklungen unterworfen. Forschung und klinische Erfahrung erweitern unsere Erkenntnisse. Ganz besonders gilt das für die Behandlung und die medikamentöse Therapie. Bei allen in diesem Werk erwähnten Dosierungen oder Applikationen, bei Rezepten und Übungsanleitungen, bei Empfehlungen und Tipps dürfen Sie darauf vertrauen: Autoren, Herausgeber und Verlag haben große Sorgfalt darauf verwandt, dass diese Angaben dem Wissensstand bei Fertigstellung des Werkes entsprechen. Rezepte werden gekocht und ausprobiert. Übungen und Übungsreihen haben sich in der Praxis erfolgreich bewährt.

Eine Garantie kann jedoch nicht übernommen werden. Eine Haftung des Autors, des Verlags oder seiner Beauftragten für Personen-, Sach- oder Vermögensschäden ist ausgeschlossen.

Geschützte Warennamen (Warenzeichen®) werden nicht besonders kenntlich gemacht. Aus dem Fehlen eines solchen Hinweises kann also nicht geschlossen werden, dass es sich um einen freien Warennamen handelt.

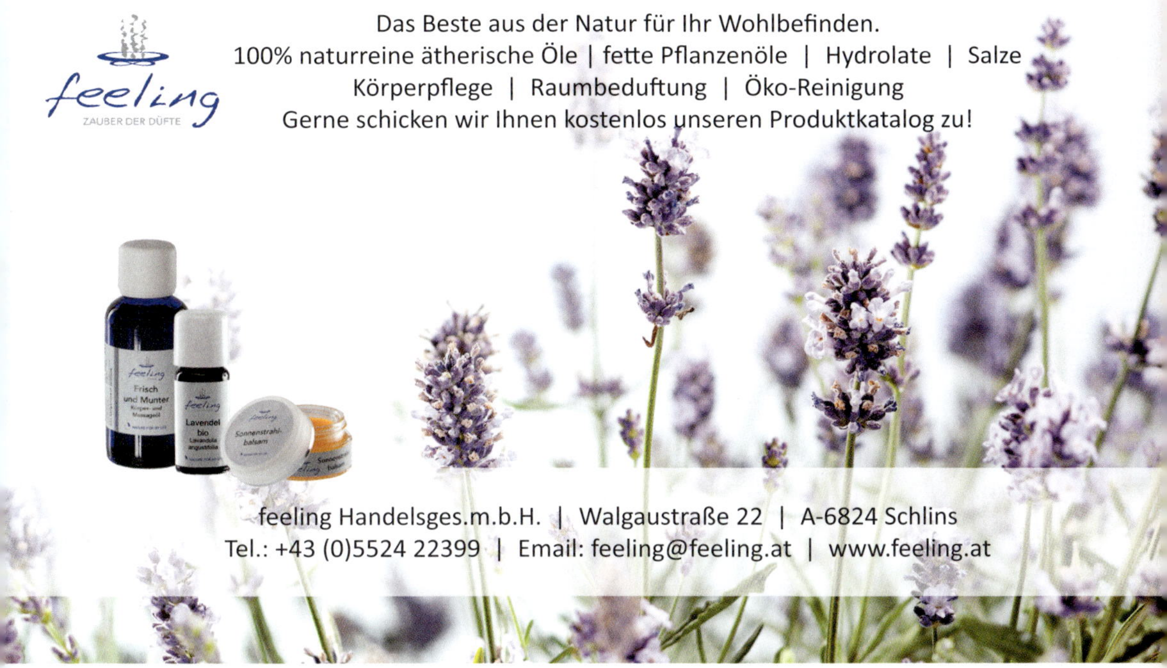

feeling
ZAUBER DER DÜFTE
Das Beste aus der Natur für Ihr Wohlbefinden.
100% naturreine ätherische Öle | fette Pflanzenöle | Hydrolate | Salze
Körperpflege | Raumbeduftung | Öko-Reinigung
Gerne schicken wir Ihnen kostenlos unseren Produktkatalog zu!
feeling Handelsges.m.b.H. | Walgaustraße 22 | A-6824 Schlins
Tel.: +43 (0)5524 22399 | Email: feeling@feeling.at | www.feeling.at

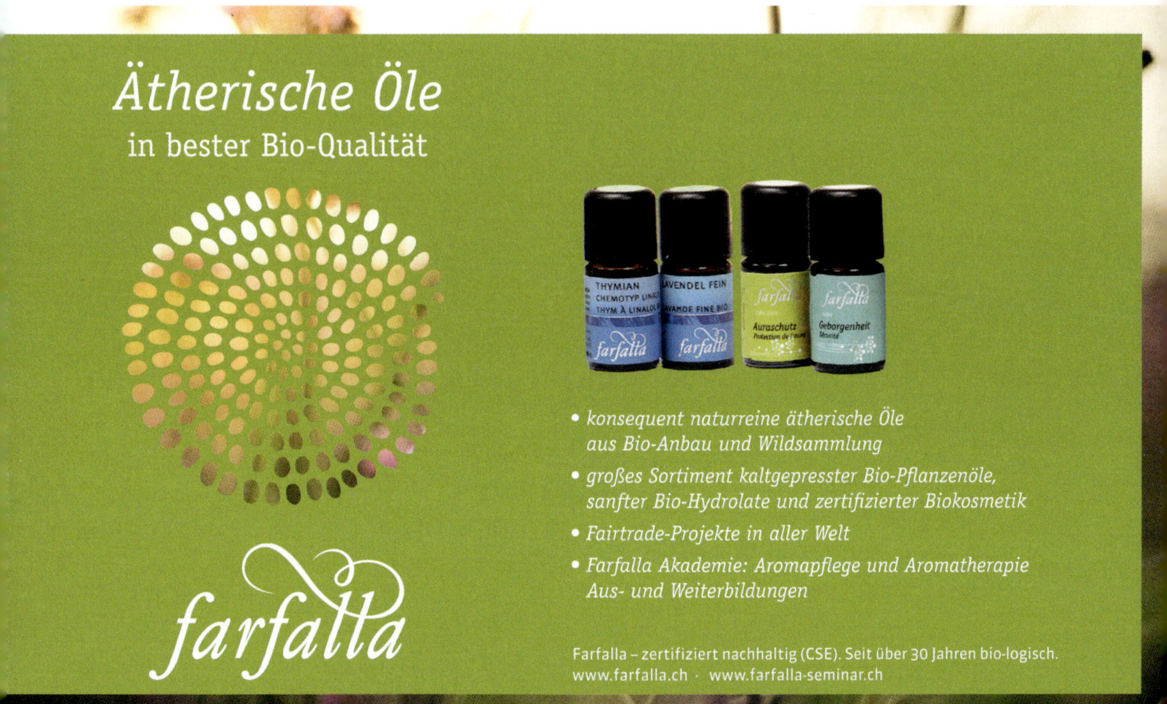

Ätherische Öle
in bester Bio-Qualität
• konsequent naturreine ätherische Öle aus Bio-Anbau und Wildsammlung
• großes Sortiment kaltgepresster Bio-Pflanzenöle, sanfter Bio-Hydrolate und zertifizierter Biokosmetik
• Fairtrade-Projekte in aller Welt
• Farfalla Akademie: Aromapflege und Aromatherapie Aus- und Weiterbildungen
farfalla
Farfalla – zertifiziert nachhaltig (CSE). Seit über 30 Jahren bio-logisch.
www.farfalla.ch · www.farfalla-seminar.ch